戒毒人员『心瘾』戒断心理自助手册

主编　孙沛　鲁小华

清華大學出版社
北　京

图书在版编目（CIP）数据

戒毒人员“心瘾”戒断心理自助手册 / 孙沛，鲁小华主编 . —北京：清华大学出版社，2022.12
ISBN 978-7-302-62248-2

Ⅰ. ①戒… Ⅱ. ①孙… ②鲁… Ⅲ. ①戒毒—精神疗法—手册 Ⅳ. ① R163-62 ② R749.055-62

中国版本图书馆 CIP 数据核字（2022）第 234415 号

责任编辑：孙 宇
封面设计：王晓旭
责任校对：李建庄
责任印制：宋 林

出版发行：清华大学出版社
网 址：http://www.tup.com.cn，http://www.wqbook.com
地 址：北京清华大学学研大厦 A 座 邮 编：100084
社 总 机：010-83470000 邮 购：010-62786544
投稿与读者服务：010-62776969，c-service@tup.tsinghua.edu.cn
质量反馈：010-62772015，zhiliang@tup.tsinghua.edu.cn
印 装 者：三河市东方印刷有限公司
经 销：全国新华书店
开 本：165mm × 235mm 印 张：10.25 字 数：144 千字
版 次：2022 年 12 月第 1 版 印 次：2022 年 12 月第 1 次印刷
定 价：128.00 元

产品编号：097833-01

编委会

吸毒是一件令自己痛苦、令家人痛苦的事情，同时戒毒也是一个艰难的过程。

毒品已经成为时刻威胁人类生命健康和安全的重大公共卫生问题和世界性难题。毒品滥用不仅给吸毒者本人及其家庭带来严重伤害，也诱发盗抢骗等一系列违法犯罪活动，给社会造成严重危害。长期滥用毒品还极易导致精神性疾病，由此引发的自伤自残、暴力伤害他人、“毒驾”等肇祸事件在各地仍时有发生，给公共安全带来不小的隐患。目前，在我国戒毒治疗整体规划中，心理治疗和康复治疗的重要性逐步得到政策制定者、治疗工作者及戒毒人员的普遍共识，但在具体功能和实践实施方面仍处于探索阶段，我国戒毒心理治疗与康复治疗仍面临极大挑战。

为了更好地帮助想要戒毒，或正在戒断道路上努力不懈的成瘾人员、成瘾人员的家属以及每一位关心和想要帮助他们的人们，清华大学心理学系科研团队在多年药物滥用心理干预的研究基础上，编写了本书。

在本书的阐述中，更加注重物质成瘾过程中“心瘾”的戒断，向读者普及有关毒品的基本知识和毒品的危害等；提供国家给予的相关“心瘾”戒断的资源，包括医院、强制戒毒所以及社区的资源等；介绍“心瘾”戒断的过程以及所遇到的困难和应对方式；最后通过分享一些真实的戒断故事，来帮助大家更好地应对戒断之路。希望本书可以使戒毒者与民警、禁毒社工之间建立良好的理解和合作关系，帮助戒毒者的家属们更好地帮助戒毒者戒毒，最终帮助戒毒者重回社会，实现自己的人生价值。

本书主编是清华大学孙沛和北京交通大学鲁小华，编委均是来自清华大学、兰州大学、北京林业大学的研究生，以及来自医院的戒毒工作者。

第一章由刘腾编写，第二章由刘林编写，第三章由刘林和刘腾共同编写，第四章由成杲编写，第五章由李月姣编写，第六章由李月姣牵头汇总了大家编写的故事并整理成文，在此感谢禁毒社工和强戒所民警的建议和反馈，感谢清华大学林令瑜、北京联合大学的李斌、内蒙古自治区赛罕强制隔离戒毒所苏怀智、北京市社康社会工作服务中心王佑宇和刘雪莉提供的极其有价值的素材，以及高安静女士对本书的编写提出的建议。最后感谢中国禁毒基金会的支持。

孙　沛　鲁小华

2022 年 9 月

目 录

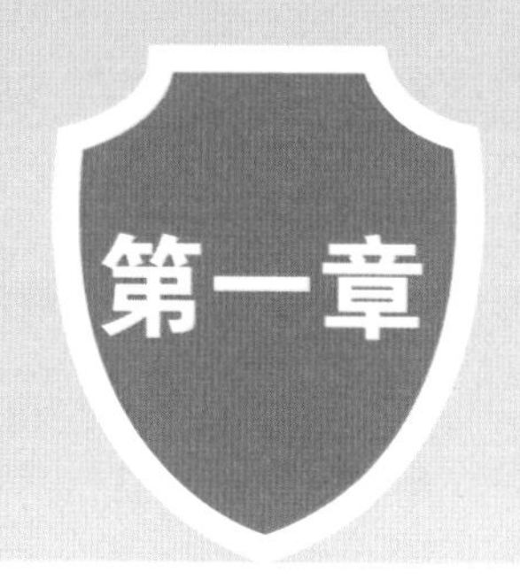

毒品的相关知识及禁毒的法律法规

本章，我们将通过认识毒品，理解吸毒对生活的影响，并深入学习相关的法律法规，了解戒毒的方式和方法。第一节通过毒品的属性、特点及影响等方面介绍毒品及吸毒的危害；第二节通过法律的视角看待吸毒带来的法律问题，解答法律疑问；第三节介绍戒断期间的法律资源，提供更多就业、医疗、教育支持和保障。

深入认识毒品及相关法律法规，你能够意识到毒品带来的巨大危害，掌握戒毒的有关法律资源和戒断方式，学会用法律来帮助自己、保护自己。戒毒的路上，你不是一个人在努力奋斗，你的家人、朋友、社区工作者、民警、医生等都将与你同在！

本章所提及的部分法律法规的全文，请详见附录。

第一节　认识毒品及危害

“毒品”，这个名词我们非常熟悉。医生在止痛、镇静时也会使用吗啡等药物。那么我们应该如何定义毒品、识别毒品，吸食毒品又会给我们带来哪些危害呢？接下来，让我们一起来看看吧。

1. 什么是毒品?

《中华人民共和国禁毒法》第一章第二条规定,毒品是指鸦片、海洛因、甲基苯丙胺(冰毒)、吗啡、大麻、可卡因,以及国家规定管制的其他能够使人形成瘾癖的麻醉药品和精神药品。

(1)从毒品的自然属性看,可分为麻醉药品和精神药品。麻醉药品是指对中枢神经有麻醉作用,连续使用易产生生理依赖性的药品,如鸦片类。精神药品是指直接用于中枢神经系统,使人兴奋或抑郁,连续使用能产生依赖性的药品,如苯丙胺类。

(2)从毒品的来源看,可分为天然毒品、半合成毒品和合成毒品三大类。天然毒品是直接从毒品原植物中提取的毒品,如鸦片;半合成毒品是由天然毒品与化学物质合成而得,如海洛因;合成毒品是完全有机合成的,如苯丙胺类毒品。

(3)从毒品对人中枢神经的作用看,可分为抑制剂、兴奋剂和致幻剂等。抑制剂能抑制中枢神经系统,具有镇静和放松作用,如阿片类毒品;兴奋剂能刺激中枢神经系统,使人产生兴奋,如苯丙胺类毒品;致幻剂能使人产生幻觉,导致自我歪曲和思维分裂,如麦司卡林。

(4)从毒品流行的时间顺序上看,可分为传统毒品、合成毒品和新精神活性物质。传统毒品一般指鸦片、海洛因等阿片类流行较早的毒品;合成毒品是相对传统毒品而言,主要指冰毒等人工化学合成的致幻剂、兴奋剂类毒品,在我国主要从20世纪末、21世纪初开始在歌舞娱乐场所中流行;新精神活性物质是指未被国际公约管制但存在滥用并可能对公众带来威胁的物质,主要指合成大麻素类、合成卡西酮类等。

下面,对上述提到的部分毒品进行详细介绍(图1-1)。

现在的毒品已经学会“变形术、隐身术”,外形极具欺骗性,它可能就隐匿在日常生活中,我们要小心来历不明的陌生人提供的零食饮料,在娱乐场所,不要喝离开自己视线的饮料。认识毒品,才能更好地保护自己!

海洛因

- 其他常见名称：
  - 二乙酰吗啡，俗称白粉、白面
- 英文名称：
  - Heroin，Diacetylmorphine
- 物理性质：
  - 纯品为白色柱状结晶或结晶性粉末。
- 滥用方式：
  - 通过鼻吸、抽吸、皮下注射和静脉注射等方式进入体内。
- 毒性及滥用症状：
  - 具有镇痛、镇静、镇咳、平喘、缩瞳、催吐、抑制呼吸、精神欣快、影响内分泌等作用，可经消化道、粘膜和肺等途径吸入，可引起呼吸衰竭，导致死亡。
  - 使用后有短暂的欣快感，疼痛消失，迅速出现头昏、乏力、眼花、心慌、呼吸困难、肢体湿冷、紫绀、昏迷、瞳孔缩小，对光反射消失等症状。海洛因的致死量为 0.12 克至 0.15 克。
- 成瘾及戒断症状：
  - 滥用者会出现瞳孔缩小、畏光、肌体消瘦、说话含混不清、皮肤发痒、免疫功能降低等症状; 并发症有艾滋病、肝炎、梅毒、肺炎及肺水肿等。
  - 戒断时出现：初时流涎、流涕、流泪、出汗、焦虑、频繁哈欠、失眠等；继而厌食、瞳孔扩大、恶心、呕吐、

冰毒

- 化学名称：
  - 甲基苯丙胺、去氧麻黄碱、甲基安非他明
- 英文名称：
  - Methamphetamine
- 物理性质：
  - 甲基苯丙胺碱纯品为无色、透明。常见的固体是甲基苯丙胺盐酸盐，为无色透明结晶体，形似冰，所以又名“冰毒”。
- 滥用方式：
  - 烫吸、口服、鼻吸、静脉注射。
- 毒性及滥用症状：
  - 少量服用表现出精神振奋、清醒、机敏、话多、兴致勃勃、思维活跃、情绪高涨，而且长时间工作或学习无疲劳感、无饥饿感。
  - 长期滥用可造成慢性中毒、体重下降、消瘦、溃疡、脓肿、指甲脆化和夜间磨牙。
  - 静脉注射方式滥用者可引起各种感染合并症，包括肝炎、细菌性内膜炎、败血症和艾滋病等。严重者出现精神错乱、性欲亢进、焦虑、烦躁、幻觉状态。思维方面从最开始的多疑、敏感发展为偏执观念或妄想，并伴有相应的情绪变化。
  - 在妄想支配下滥用者可采取冲动甚至自杀或杀人等暴力行为。过量使用冰毒可导致急性中毒甚至死亡。

卡西酮类

- 物理性质：
  - 卡西酮类物质已达上百种，常以“浴盐”“植物肥料”“除草剂”“研究性化学品”等名称伪装出售，多是粉末和片剂。
- 滥用方式：
  - 吸食方式以口服为主，也有鼻吸、注射、混合饮用的。
- 毒性及滥用症状：
  - 历史上，一些卡西酮类药物曾用作抗抑郁和抗震颤麻痹的治疗，但最终都由于成瘾和滥用的问题而退出使用。
  - 吸食卡西酮类物质能导致类似甲基苯丙胺的兴奋作用和类似麦角酸二乙胺（LSD）的致幻作用，同时还伴有心动过速、血压升高等反应。同时，由于卡西酮类物质通过血脑屏障进入神经中枢的能力较弱。
  - 滥用者往往会加大用量并持续吸食以获得预期的兴奋感，从而导致更为严重的大脑损伤。目前滥用此类药物导致精神错乱、自残及暴力攻击他人的案例已有很多报道。
- 现在的毒品已经学会变形术、隐身术，外形极具欺骗性，它可能就隐匿在日常生活中，我们要小心来历不明的陌生人提供的零食饮料，夜店之类的场所，不要喝离开自己视线的饮料。认识毒品，才能更好地保护自己！

图 1–1　常见毒品种类

2. 毒品有哪些特点?

1）药物依赖性

药物依赖性由药物与机体相互作用造成的一种精神状态，包括生理依赖性和心理依赖性。身体状态会表现出一种强迫性或定期用药的行为和其他不良反应，心理则会表现为对药品的渴求，抑制不住地获取和使用药品的行为。心理依赖性是吸毒者在戒毒后复吸的重要原因。

2）耐受性

耐受性指经常使用同一种或同一类药物，身体产生的耐药性。必须不

断增加药物剂量，才能获得与以往相同的效果，从而给非法使用者带来严重后果，甚至猝死。

3）非法性

麻醉药品和精神药品受国家管制，禁止非法使用。

4）危害性

毒品不仅会对人体造成危害，也与违法犯罪息息相关，对个人、家庭、社会具有极大的破坏性。

3. 什么是吸毒?

吸毒，就是非法吸食、注射毒品的违法行为。吸毒的方式有烟吸、烫吸、鼻吸、口服、注射等。一种毒品可能有好几种使用方式。不管采用哪种方式使用毒品，都统称为“吸毒”。

4. 吸毒的危害

因吸毒产生的一系列问题就像多米诺骨牌一样相互关联，是破坏身体健康、家庭稳定、社会和谐的定时炸弹。依据国家禁毒办和中国禁毒网等发布的相关材料，下面将从身心、家庭、社会三个维度详细介绍毒品的具体危害。

1）对身体的危害

毒品在给人们带来短暂的精神和身体上的快感和愉悦感之后，直接的不良反应就是对身体健康的巨大损伤。长期滥用毒品后，人体心血管系统、呼吸系统、消化系统、泌尿生殖系统等方面会出现严重的病理损害，对人的身心健康和行为特征带来难以估量的严重后果。无论是传统毒品还是合成毒品，所有的毒品都会对人体造成严重危害，然而不同的毒品作用于人体的部位以及对大脑作用的部位略有不同。

首先来说传统毒品，吸食会导致口腔问题，引起牙齿变黑，牙齿断裂，牙周病等；破坏呼吸系统，导致急性肺水肿、肺动脉高压、呼吸道吸入性损伤、呼吸困难；破坏心血管系统，引发高血压、心脏扩张、心律失常、心肌梗死、动脉瘤等；破坏皮肤系统，引发感染、破溃、灼烧伤等；会增加 HIV 感染的风险，增加乙肝、丙肝、性传播疾病等感染风险；甚至破坏人体神经系统，引起卒中、反射亢进等，还会伴有精神病性症状，出现抑郁、暴力行为、强迫行为、易激惹、狂躁、焦虑、分裂症状、幻觉、幻听、幻视、苯丙胺重度精神病等。

对于合成毒品来说，其注射部位的皮肤会出现脓肿、感染、色素沉淀、瘢痕硬结等症状；破坏心血管系统，引起心律失常，可引发高血压、猝死；毒品对肺脏的危害非常大，导致严重咳嗽、支气管炎和其他严重感染，增加哮喘和肺气肿的发病率，若发生感染可引起呼吸衰竭。肝炎对于吸毒者来说非常普遍，一般认为公用注射器可能发生乙型肝炎病毒传染；吸毒会抑制食欲，导致肠胃蠕动减慢进而引起便秘造成身体消瘦，甚至引发肠梗阻；合成毒品同样会影响神经系统，导致智力下降及记忆力衰退，长期吸毒大脑会形成融化状态的空洞，引发脑脓肿、脑栓塞、颅内出血等常见疾病；吸毒还会影响泌尿生殖系统，抑制男性精子活力，导致性欲下降和不育，影响女性生理周期，影响胎儿健康甚至不孕。

2）对家庭的危害

随着毒瘾越来越大，吸食频率越来越高，剂量也日益增长，吸食毒品的费用也是越来越高，给家庭带来巨大的经济负担（图 1-2）。某些女性吸毒者在怀孕期间也不停止吸毒，毒品在血液中通过胎盘进入胎儿体内，导致胎儿药物依赖，伤害自己的同时也祸害了无辜的下一代。由于吸毒者身心状态的问题，无法照顾孩子和家庭，家属也成为吸毒者发泄情绪、不受控制所伤害的对象。这给家属蒙上一层心理阴影。

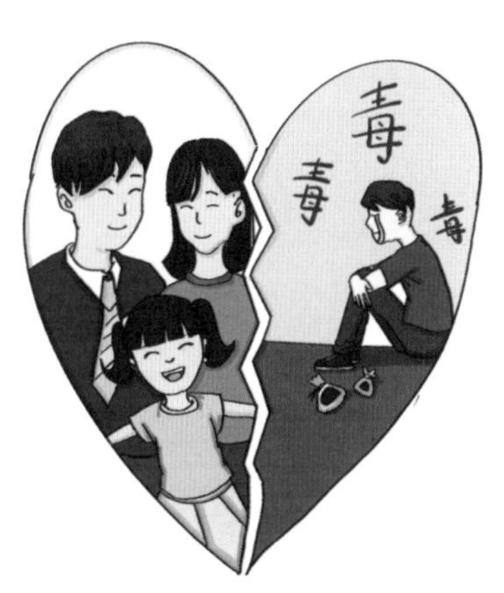

图 1–2　吸毒对家庭的伤害

通过不少案例可以看出，吸毒者会做出伤害甚至杀害家人的行为。吸毒不是一个人的事情，会危害家庭，导致倾家荡产、妻离子散，家破人亡的局面。

3）对社会的危害

毒品滥用危害极大，不仅对个人及其家庭带来严重危害，也严重影响社会治安。吸毒会诱发犯罪，破坏正常的社会和经济秩序，影响社会稳定。吸毒者在耗尽个人和家庭钱财后就会铤而走险，走上违法犯罪的道路，进行犯罪活动。国家禁毒办发布的数据显示，以美国为例，吸毒者用于购买毒品的毒资约 94% 来自刑事犯罪活动。吸毒不仅会吞噬社会巨额财富，还会败坏社会风气，腐蚀人的灵魂，摧毁民族精神，吸毒已经成为全世界普遍需要面对的社会问题。同时，吸毒对人身心的迫害，使吸毒者丧失正常劳动能力，甚至产生精神障碍，出现幻觉、意志模糊、敏感、暴力等现象，极易造成毒驾、伤人、杀人、肇事肇祸等案件发生。根据中国禁毒网发布的数据显示，2021 年全国共破获毒品犯罪案件 5.4 万起，抓获犯罪嫌疑人 7.7 万名，缴获毒品 27 吨。

联合国艾滋病规划署发布报告称，2019 年全球大约 3800 万艾滋病感染者，有 69 万人死于艾滋病相关疾病。毒品与艾滋病的关系早已成为世界瞩目的公共卫生和社会热点问题。毒品是传播艾滋病的“温床”，吸毒者喜欢肌肉或皮下静脉注射毒品，而这些反复使用的注射毒品用的针头往往存有艾滋病毒，这便成为艾滋病传播的一个重要途径：血液传播。许多 HIV 阳性吸毒者参与嫖娼卖淫或有偿供血活动，成为向一般人群传播艾滋病毒的主要渠道。

毒品就像魔鬼，一旦被毒品掌控，就难逃魔爪。毒品对人类来说只有摧残，不但摧残人的身体，还会摧残人的心理。一旦沾染上毒品，吸毒者的身体将会在一次次地吸食毒品中变得憔悴，直到生命的结束。虽然很多人知道毒品的危害，可是当面对诱惑时还是会忍不住去尝试，正是因为这一念之差的尝试，害人害己。生命只有一次，我们应当珍惜，牢记接触毒品的危害及后果。

第二节　禁毒的法律法规

每年的6月26日是国际禁毒日（图1-3），我们要学会运用法律途径和正常渠道来解决自己生活中碰到的各种法律问题，自觉加强禁毒法规学习，在心中树立起对法律的敬畏和信仰。只有知法懂法，才能守法护法，明辨是非，增强对毒品的免疫力，做到不沾毒、不吸毒！

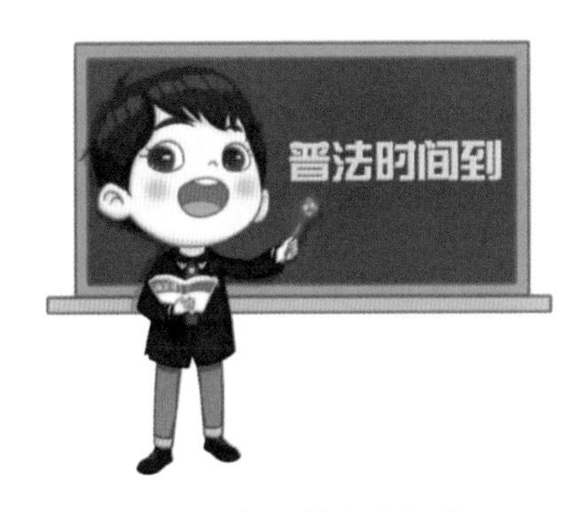

图1–3　加强禁毒法规学习

1. 禁毒相关的法律法规

我国对待吸毒、毒品犯罪行为一直坚持严打方针和“零容忍”理念不动摇。关于吸毒和禁毒，我国的法律法规也较为完善，内容涉及了对戒毒者的戒毒措施、宣传教育等诸多方面。根据不同阶段的戒毒措施，以下列举了我国现行的部分法律法规，供大家结合自身需求学习参考。

1）主要依据

《中华人民共和国禁毒法》是一部单行法，共7章71条，规定了毒品定义、禁毒社会责任、禁毒工作方针和工作机制、禁毒委员会的设立和职责、禁毒工作保障、鼓励禁毒社会捐赠、鼓励禁毒研究、鼓励举报毒品违法犯罪、鼓励禁毒志愿工作；同时详细阐述了禁毒宣传教育、毒品管制、戒毒措施、禁毒国际合作、法律责任等；并在附则中对相关法律法规进行了补充。该法于2007年12月29日通过，2008年6月1日正式实施，是我国第一部全面规范禁毒工作的法律。

《戒毒条例》2011年6月26日经国务院颁布并实施，属于行政法规，共7章46条。重点对自愿戒毒、社区戒毒、社区康复、强制隔离戒毒等措施进行了细化。

2）成瘾认定及毒品犯罪

《最高人民法院关于审理毒品犯罪案件适用法律若干问题的解释》自2016年4月11日起施行，最高人民法院首次以司法解释的形式全面规定了各类毒品犯罪的定罪量刑标准，明确或下调了部分新型毒品的定罪量刑标准，并规定国家工作人员实施毒品犯罪要严惩。

《吸毒成瘾认定办法》由公安部、卫生部联合制定，属部委联合规章，于2011年1月30日下发，2011年4月1日起施行。2016年12月29日修订，2017年4月1日实施，该办法共25条。主要规定成瘾概念、认定标准、认定条件等。

3）自愿戒毒措施

《戒毒医疗服务管理暂行办法》由卫生部、公安部、司法部联合制定，为联合规章性质规范性文件。于2010年1月5日下发，2010年3月1日起施行。该办法共6章49条。主要对戒毒医疗服务单位的资质认定、执业人员条件、执业规则等内容进行规范。

4）社区戒毒措施

《关于加强禁毒社会工作者队伍建设的意见》于2017年1月由国家禁毒委员会办公室、中央社会治安综合治理委员会办公室（以下简称中央综治办）、公安部等联合下发，完善毒品问题治理体系，持续提升禁毒工作的社会化、职业化、专业化、科学化水平，根据《中华人民共和国禁毒法》《戒毒条例》等有关法律规定，就加强禁毒社会工作者队伍建设提出相关建议。

5）强制隔离戒毒措施

《公安机关强制隔离戒毒所管理办法》于2011年9月28日颁布并施行，共9章73条，为部门规章，主要规范公安机关强制隔离戒毒所管理、矫治等工作。

《司法行政机关强制隔离戒毒工作规定》属于部门规章，于2013年4

月3日公布，2013年6月1日起正式实施。规章共9章65条，全面规范了司法行政机关强制隔离戒毒工作的管理、矫治等工作。

《强制隔离戒毒诊断评估办法》于2013年9月2日，由公安部、司法部、原国家卫生计生委联合下发，属联合部门规章性质规范性文件，共4章28条，于9月16日正式印发执行。该法明确了诊断评估内容、标准、程序等。

6）社区康复

《全国社区戒毒社区康复工作规划（2016—2020年）》于2015年12月由国家禁毒委员会办公室、中央综治办、公安部等印发通知，大力加强社区戒毒、社区康复工作，整合基层资源，依靠人民群众，帮助吸毒成瘾人员戒除毒瘾、融入社会，这也是减少毒品需求、巩固毒品治理成果的重要举措。

7）回归社会

《关于做好戒毒康复人员就业和社会保障工作的通知》由人力资源和社会保障部办公厅、国家禁毒委员会办公室、公安部办公厅、民政部办公厅、司法部办公厅于2015年联合下发，要求进一步做好戒毒康复人员就业和社会保障工作，巩固禁吸戒毒工作成效，促进戒毒康复人员回归社会。

《关于加强戒毒康复人员就业扶持和救助服务工作的意见》于2013年3月发布，由国家禁毒委员会办公室、中央综治办、公安部等联合发布，内容包含就业扶持政策、职业技能培训、社会制度保障等，共同促进戒毒人员的就业帮扶工作。

“一日吸毒，终身戒毒”，法律也不是万能的，真正的戒毒需要戒毒者自身的强烈愿望坚强意志加上必要的专业帮助，并且需要做好终身与毒瘾抗争的准备。

2. 常见法律法规执行说明

根据有关部门、网络知识库等相关材料梳理了相关法律的执行规定，以供大家参考。

1）吸毒了会面临怎样的处罚

《中华人民共和国治安管理处罚法》及相关规定，对于吸毒的人，处十日以上十五日以下拘留，可并处二千元以下罚款；情节较轻的，处五日以下拘留或者五百元以下罚款。对吸毒成瘾者需要实施强制戒毒。

《中华人民共和国禁毒法》第六十二条规定，吸食、注射毒品的，依法给予治安管理处罚。吸毒人员主动到公安机关登记或者到有资质的医疗机构接受戒毒治疗的，不予处罚。

2）对于引诱、教唆、欺骗他人吸食、注射毒品者依法给予怎样的处罚

《中华人民共和国刑法》第三百五十三条规定，引诱、教唆、欺骗他人吸食、注射毒品的，处三年以下有期徒刑、拘役或者管制，并处罚金；情节严重的，处三年以上七年以下有期徒刑，并处罚金。

3）走私、贩卖、运输、制造毒品者依法给予怎样的处罚

《中华人民共和国刑法》第三百四十七条规定，走私、贩卖、运输、制造毒品，无论数量多少，都应当追究刑事责任，予以刑事处罚。

4）容留他人吸毒者依法给予怎样的处罚

《中华人民共和国禁毒法》第六十一条规定，容留他人吸食、注射毒品或者介绍买卖毒品，构成犯罪的，依法追究刑事责任；尚不构成犯罪的，由公安机关处十日以上十五日以下拘留，可以并处三千元以下罚款；情节较轻的，处五日以下拘留或者五百元以下罚款。

5）被行政拘留的吸毒成瘾人员可以在拘留所进行戒毒治疗吗

《中华人民共和国禁毒法》第五十条规定，公安机关、司法行政部门对被依法拘留、逮捕、收监执行刑罚以及被依法采取强制性教育措施的吸毒人员，应当给予必要的戒毒治疗。

6）强制隔离戒毒是否属于刑事处罚，是坐牢吗

部分戒毒者认为吸毒要服刑两年，也就是在监狱执行强制戒毒，强制戒毒就是坐牢。这样的观念是完全错误的。

《司法行政机关强制隔离戒毒工作规定》第二条规定，司法行政机关强制隔离戒毒工作应当遵循以人为本、科学戒毒、综合矫治、关怀救助的原则，教育和挽救吸毒成瘾人员；第三条规定，司法行政机关强制隔离戒毒所对经公安机关作出强制隔离戒毒决定，在公安机关强制隔离戒毒场所执行 3 个月至 6 个月后，或者依据省、自治区、直辖市具体执行方案送交的强制隔离戒毒人员（以下简称“戒毒人员”），依法执行强制隔离戒毒。

《中华人民共和国禁毒法》第四十三条规定，强制隔离戒毒场所应当

根据戒毒人员吸食、注射毒品的种类及成瘾程度等，对戒毒人员进行有针对性的生理、心理治疗和身体康复训练。

由上述法条可以看出，两者具有本质区别。强制隔离戒毒，是指对吸食、注射毒品成瘾人员，在一定时期内通过行政措施对其强制进行药物治疗、心理治疗和法制教育、道德教育，使其戒除毒瘾。强制戒毒的工作由公安机关主管。而刑事处罚是违反刑法，应当受到的刑法制裁。另外，强制隔离戒毒需要在强制隔离戒毒场所内进行，并不是坐牢。

第三节　如果吸毒了，该怎么办?

如果意识到自己吸毒了，不要着急，我们国家也制定了一系列的救治措施和工作体系，吸毒者可以根据自己的情况寻求帮助。在此，我们同样参考相关材料就常见问题、戒毒资源按图 1-4 所示的流程以法律的视角整理了系列问答，以供大家参考，学会用法律来帮助自己。

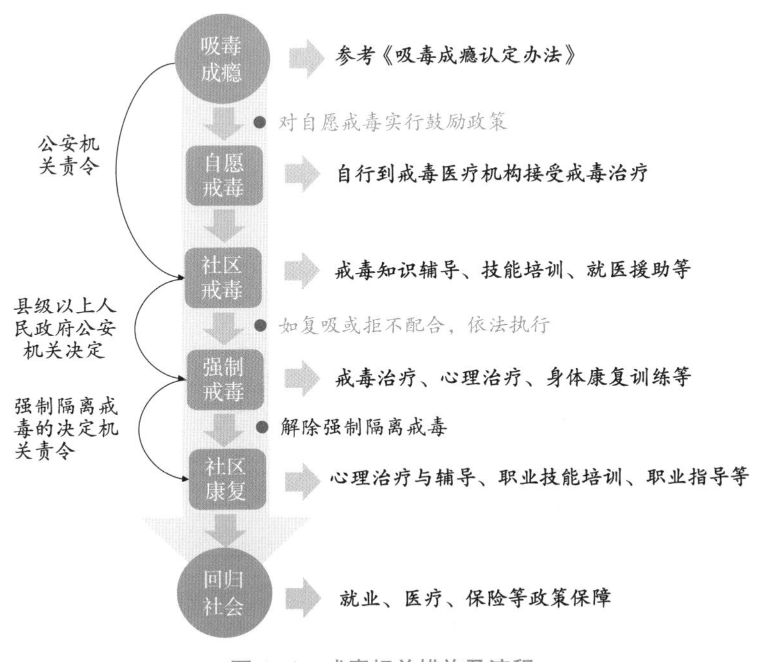

图 1-4　戒毒相关措施及流程

1. 戒毒方式

1）法律上如何界定吸毒成瘾

《吸毒成瘾认定办法》第二条规定，吸毒成瘾是指吸毒人员因反复使用毒品而导致的慢性复发性脑病，表现为不顾后果，强迫性寻求及使用毒品的行为，常伴有不同程度的个人健康及社会功能损害。

《吸毒成瘾认定办法》第七条规定，吸毒人员同时具备以下情形，公安机关认定其吸毒成瘾：

（1）经血液、尿液和唾液等人体生物样本检测证明其体内含有毒品成分；

（2）有证据证明其有使用毒品的行为；

（3）有戒断症状或者有证据证明吸毒史，包括曾经因使用毒品被公安机关查处、曾经进行自愿戒毒、人体毛发样品检测出毒品成分等情形。

2）吸毒后，该到哪里去戒毒

《戒毒条例》第二条规定，戒毒工作采取以人为本，科学戒毒、关怀救助的原则，采取自愿戒毒、社区戒毒、强制隔离戒毒、社区康复等多种措施，建立戒毒治疗、康复指导、救助服务功能兼备的工作体系。

3）这些戒毒措施适用于哪些情况

我国对自愿戒毒实行鼓励的基本政策，并以对原吸毒行为免除处罚作为鼓励自愿戒毒的措施。吸毒人员可以自行到戒毒医疗机构接受戒毒治疗（图 1-5）。

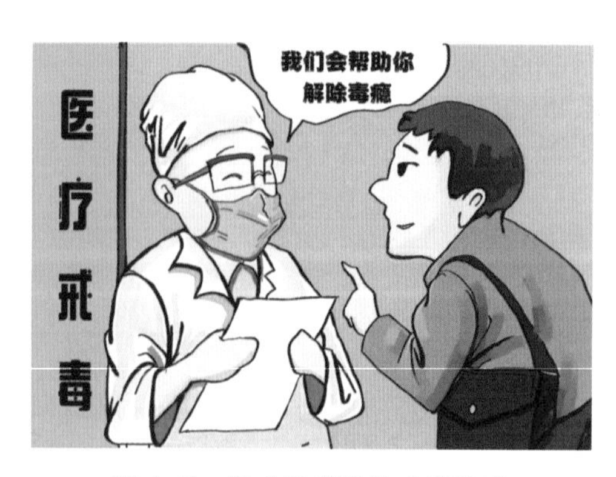

图 1–5 寻求医疗机构戒毒治疗

公安机关可以责令吸毒人员接受社区戒毒，如在社区戒毒时存在复吸或拒不配合等行为，将被依法执行强制隔离戒毒。对于解除强制隔离戒毒的人员，强制隔离戒毒的决定机关可以责令其接受社区康复。

4）什么是自愿戒毒，有哪些相应政策

自愿戒毒是指吸毒人员基于自愿自行到具有戒毒治疗资质的医疗机构接受戒毒治疗的行为，是吸毒人员意识到吸毒行为给自身、家庭、社会带来的影响与伤害，主动脱离毒瘾的过程。

《戒毒条例》第十条规定，戒毒医疗机构应当与自愿戒毒人员或者其监护人签订自愿戒毒协议，就戒毒方法、戒毒期限、戒毒人员信息的保密、戒毒人员应当遵守的规章制度、终止戒毒治疗的情形等作出约定，并应当载明戒毒疗效、戒毒治疗风险。

《戒毒条例》第十一条规定，戒毒医疗机构应当履行下列义务：

（1）对自愿戒毒人员开展艾滋病等传染病的预防、咨询教育；

（2）对自愿戒毒人员采取脱毒治疗、心理康复、行为矫治等多种治疗措施，并应当符合国务院卫生行政部门制定的戒毒治疗规范；

（3）采用科学、规范的诊疗技术和方法，使用的药物、医院制剂、医疗器械应当符合国家有关规定；

（4）依法加强药品管理，防止麻醉药品、精神药品流失滥用。

《中华人民共和国禁毒法》第三十七条规定，医疗机构根据戒毒治疗的需要，可以对接受戒毒治疗的戒毒人员进行身体和所携带物品的检查；对在治疗期间有人身危险的，可以采取必要的临时保护性约束措施。

发现接受戒毒治疗的戒毒人员在治疗期间吸食、注射毒品的，医疗机构应当及时向公安机关报告。

《戒毒条例》第十二条规定，符合参加戒毒药物维持治疗条件的戒毒人员，由本人申请，并经登记，可以参加戒毒药物维持治疗。登记参加戒毒药物维持治疗的戒毒人员的信息应当及时报公安机关备案。

戒毒药物维持治疗的管理办法，由国务院卫生行政部门会同国务院公安部门、药品监督管理部门制定。

5）社区戒毒在哪里执行，有没有时间限制，社区包含哪些人

《中华人民共和国禁毒法》第三十三条规定，对吸毒成瘾人员，公安

机关可以责令其接受社区戒毒，同时通知吸毒人员户籍所在地或者现居住地的城市街道办事处、乡（镇）人民政府。社区戒毒的期限为三年。

戒毒人员应当在户籍所在地接受社区戒毒；在户籍所在地以外的现居住地有固定住所的，可以在现居住地接受社区戒毒（图 1-6）。

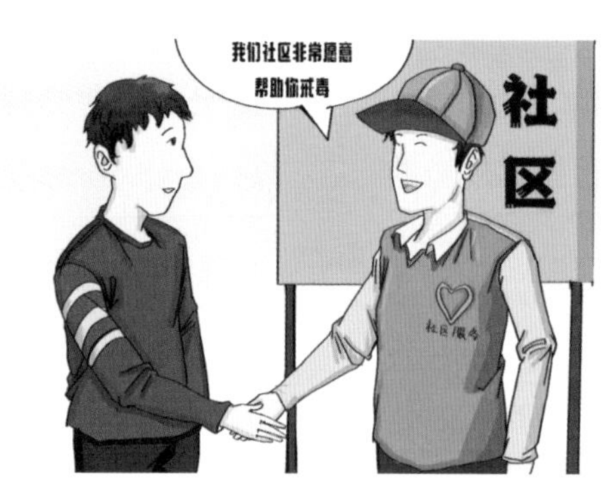

图 1–6 接受社区戒毒帮助

《戒毒条例》第十四条规定，社区戒毒人员应当自收到责令社区戒毒决定书之日起 15 日内到社区戒毒执行地乡（镇）人民政府、城市街道办事处报到，无正当理由逾期不报到的，视为拒绝接受社区戒毒。

社区戒毒的期限为 3 年，自报到之日起计算。

《戒毒条例》第十七条规定，社区戒毒专职工作人员、社区民警、社区医务人员、社区戒毒人员的家庭成员以及禁毒志愿者共同组成社区戒毒工作小组，具体进行社区戒毒工作。

《戒毒条例》第二十条规定，社区戒毒人员在社区戒毒期间，逃避或者拒绝接受检测 3 次以上，擅自离开社区戒毒执行地所在县（市、区）3 次以上或者累计超过 30 日的，属于《中华人民共和国禁毒法》规定的“严重违反社区戒毒协议”。

6）什么情况下将执行强制隔离戒毒

《中华人民共和国禁毒法》第三十八条规定，吸毒成瘾人员有下列情形之一的，由县级以上人民政府公安机关作出强制隔离戒毒的决定：

（1）拒绝接受社区戒毒的；

（2）在社区戒毒期间吸食、注射毒品的；

（3）严重违反社区戒毒协议的；

（4）经社区戒毒、强制隔离戒毒后再次吸食、注射毒品的。

对于吸毒成瘾严重，通过社区戒毒难以戒除毒瘾的人员，公安机关可以直接作出强制隔离戒毒的决定。吸毒成瘾人员自愿接受强制隔离戒毒的，经公安机关同意，可以进入强制隔离戒毒场所戒毒（图 1-7）。

《戒毒条例》第二十五条规定，吸毒成瘾人员有《中华人民共和国禁毒法》第三十八条第一款所列情形之一的，由县级、社区的市级人民政府公安机关作出强制隔离戒毒的决定。

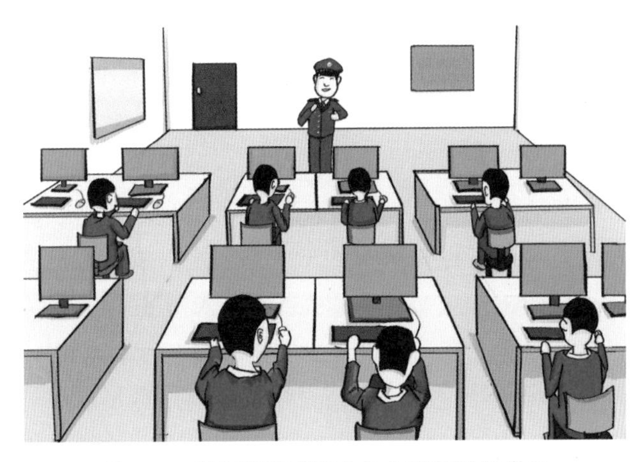

图 1–7　强制隔离戒毒中的心理帮助与学习

对于吸毒成瘾严重，通过社区戒毒难以戒除毒瘾的人员，县级、社区的市级人民政府公安机关可以直接作出强制隔离戒毒的决定。

吸毒成瘾人员自愿接受强制隔离戒毒的，经强制隔离戒毒场所所在地县级、社区的市级人民政府公安机关同意，可以进入强制隔离戒毒场所戒毒。强制隔离戒毒场所应当与其就戒毒治疗期限、戒毒治疗措施等作出约定。

《戒毒条例》第二十七条规定，强制隔离戒毒的期限为 2 年，自作出强制隔离戒毒决定之日起计算。

被强制隔离戒毒的人员在公安机关的强制隔离戒毒场所执行强制隔离戒毒 3 个月至 6 个月后，转至司法行政部门的强制隔离戒毒场所继续执行强制隔离戒毒。执行前款规定不具备条件的省、自治区、直辖市，由公安机关和司法行政部门共同提出意见报省、自治区、直辖市人民政府决定具体执行方案，但在公安机关的强制隔离戒毒场所执行强制隔离戒毒的时间不得超过 12 个月。

7）强制隔离戒毒期间的相关保障

《戒毒条例》第三十条规定，强制隔离戒毒场所应当根据强制隔离戒毒人员的性别、年龄、患病等情况对强制隔离戒毒人员实行分别管理；对吸食不同种类毒品的，应当有针对性地采取必要的治疗措施；根据戒毒治疗的不同阶段和强制隔离戒毒人员的表现，实行逐步适应社会的分级管理。

《中华人民共和国禁毒法》第四十九条规定，县级以上地方各级人民政府根据戒毒工作的需要，可以开办戒毒康复场所；对社会力量依法开办的公益性戒毒康复场所应当给予扶持，提供必要的便利和帮助。

戒毒人员可以自愿在戒毒康复场所生活、劳动。戒毒康复场所组织戒毒人员参加生产劳动的，应当参照国家劳动用工制度的规定支付劳动报酬。

《中华人民共和国禁毒法》第四十六条规定，戒毒人员的亲属和所在单位或者就读学校的工作人员，可以按照有关规定探访戒毒人员。戒毒人员经强制隔离戒毒场所批准，可以外出探视配偶、直系亲属。

强制隔离戒毒场所管理人员应当对强制隔离戒毒场所以外的人员交给戒毒人员的物品和邮件进行检查，防止夹带毒品。在检查邮件时，应当依法保护戒毒人员的通信自由和通信秘密。

《戒毒条例》第四十五条规定，强制隔离戒毒场所的工作人员有下列行为之一的，依法给予处分；构成犯罪的，依法追究刑事责任：

（1）侮辱、虐待、体罚强制隔离戒毒人员的；

（2）收受、索要财物的；

（3）擅自使用、损毁、处理没收或者代为保管的财物的；

（4）为强制隔离戒毒人员提供麻醉药品、精神药品或者违反规定传递其他物品的；

（5）在强制隔离戒毒诊断评估工作中弄虚作假的；

（6）私放强制隔离戒毒人员的；

（7）其他徇私舞弊、玩忽职守、不履行法定职责的行为。

此外，2019 年 6 月 18 日，民政部、司法部、财政部等 12 部门联合印发了《关于进一步加强事实无人抚养儿童保障工作的意见》（民发

〔2019〕62 号），首次从国家层面对加强事实无人抚养儿童保障工作作出部署。该意见自 2020 年 1 月起正式实施，其中父母双方均符合服刑在押、强制隔离戒毒或者父母一方服刑在押、强制隔离戒毒，另一方符合死亡、失踪、重残、重病、被执行其他限制人身自由的措施、失联情形之一的服刑在押和强制隔离戒毒人员未成年子女也被纳入保障范围。

8）如何解除强制隔离戒毒

《中华人民共和国禁毒法》第四十七条规定，强制隔离戒毒的期限为 2 年。执行强制隔离戒毒 1 年后，经诊断评估，对于戒毒情况良好的戒毒人员，强制隔离戒毒场所可以提出提前解除强制隔离戒毒的意见，报强制隔离戒毒的决定机关批准。强制隔离戒毒期满前，经诊断评估，对于需要延长戒毒期限的戒毒人员，由强制隔离戒毒场所提出延长戒毒期限的意见，报强制隔离戒毒地决定机关批准。强制隔离戒毒的期限最长可以延长 1 年。

9）针对一些特殊群体，如何实施强制隔离戒毒措施

《中华人民共和国禁毒法》第三十九条规定，怀孕或者正在哺乳自己不满一周岁婴儿的妇女吸毒成瘾的，不适用强制隔离戒毒。不满十六周岁的未成年人吸毒成瘾的，可以不适用强制隔离戒毒。对依照前款规定不适用强制隔离戒毒的吸毒成瘾人员，依照本法规定进行社区戒毒，由负责社区戒毒工作的城市街道办事处、乡镇人民政府加强帮助、教育和监督，督促落实社区戒毒措施。

《戒毒条例》第三十一条规定，强制隔离戒毒人员患严重疾病，不出所治疗可能危及生命的，经强制隔离戒毒场所主管机关批准，并报强制隔离戒毒决定机关备案，强制隔离戒毒场所可以允许其所外就医。所外就医的费用由强制隔离戒毒人员本人承担。

《强制隔离戒毒所收戒病残吸毒人员标准（试行）》第一条规定，被决定强制隔离戒毒的吸毒人员，除有下列情形之一的，强制隔离戒毒所应当予以收戒。

（1）患有严重疾病，强制隔离戒毒所不具备治疗条件可能危及生命的。

（2）怀孕或者正在哺乳自己不满一周岁婴儿的妇女。

（3）生活不能自理的。

吸毒人员患有严重疾病、生活不能自理的认定参照最高人民法院、最高人民检察院、公安部、司法部和原国家卫生计生委出台的《暂予监外执行规定》（司发通〔2014〕112号）所附《保外就医严重疾病范围》（以下简称《范围》）执行。

上述第（1）（3）两种情形消失后，应当继续由强制隔离戒毒所执行剩余的戒毒期限；已到期的，由强制隔离戒毒所办理解除强制隔离戒毒手续。

《强制隔离戒毒所收戒病残吸毒人员标准（试行）》第二条规定，对患有高血压、糖尿病、心脏病等疾病，但是经诊断短期内可能没有生命危险的，强制隔离戒毒所应当收戒。

对采取自伤自残等手段逃避强制隔离戒毒的，经医疗机构医学诊断治疗后尚未危及生命且生活能够自理的或者戒毒场所具备治疗条件的，强制隔离戒毒所应当予以收戒。

对具有第一条（1）（3）情形之一，但有严重滋扰社会治安、影响社会秩序等行为的吸毒人员，经强制隔离戒毒所主管机关批准，强制隔离戒毒所应当予以收戒。

10）强制隔离戒毒期间，是否允许被探访和外出探视

《司法行政机关强制隔离戒毒工作规定》第二十二条规定，戒毒人员的亲属和所在单位或者就读学校的工作人员，可以按照强制隔离戒毒所探访规定探访戒毒人员。

强制隔离戒毒所应当检查探访人员身份证件，对身份不明或者无法核实的不允许探访。

对正被采取保护性约束措施或者正处于单独管理期间的戒毒人员，不予安排探访。

《司法行政机关强制隔离戒毒工作规定》第二十三条规定，探访应当在探访室进行。探访人员应当遵守探访规定；探访人员违反规定经劝阻无效的，可以终止其探访。

《司法行政机关强制隔离戒毒工作规定》探访人员交给戒毒人员物品须经批准，并由人民警察当面检查；交给戒毒人员现金的，应当存入戒毒人员所内个人账户；发现探访人员利用探访传递毒品的，应当移交公安机

关依法处理；发现探访人员利用探访传递其他违禁品的，应当依照有关规定处理。

《司法行政机关强制隔离戒毒工作规定》第二十四条规定，戒毒人员因配偶、直系亲属病危、死亡或者家庭有其他重大变故，可以申请外出探视。申请外出探视须有医疗单位、戒毒人员户籍所在地或者现居住地公安派出所、原单位或者街道（乡、镇）的证明材料。

除前款规定外，强制隔离戒毒所可以批准戒治效果好的戒毒人员外出探视其配偶、直系亲属。

《司法行政机关强制隔离戒毒工作规定》第二十五条规定，强制隔离戒毒所批准戒毒人员外出探视的，应当发给戒毒人员外出探视证明。戒毒人员外出探视及在途时间不得超过十日。对非因不可抗力逾期不归的戒毒人员，视作脱逃处理。

《司法行政机关强制隔离戒毒工作规定》第二十六条规定，戒毒人员外出探视回所后，强制隔离戒毒所应当对其进行检测。发现重新吸毒的，不得报请提前解除强制隔离戒毒。

11）什么是社区康复

《戒毒条例》第三十七条规定，对解除强制隔离戒毒的人员，强制隔离戒毒的决定机关可以责令其接受不超过 3 年的社区康复。

社区康复在当事人户籍所在地或者现居住地乡（镇）人民政府、城市街道办事处执行，经当事人同意，也可以在戒毒康复场所中执行。

《戒毒条例》第三十八条规定，被责令接受社区康复的人员，应当自收到责令社区康复决定书之日起 15 日内到户籍所在地或者现居住地乡（镇）人民政府、城市街道办事处报到，签订社区康复协议。

被责令接受社区康复的人员拒绝接受社区康复或者严重违反社区康复协议，并再次吸食、注射毒品被决定强制隔离戒毒的，强制隔离戒毒不得提前解除（图 1-8）。

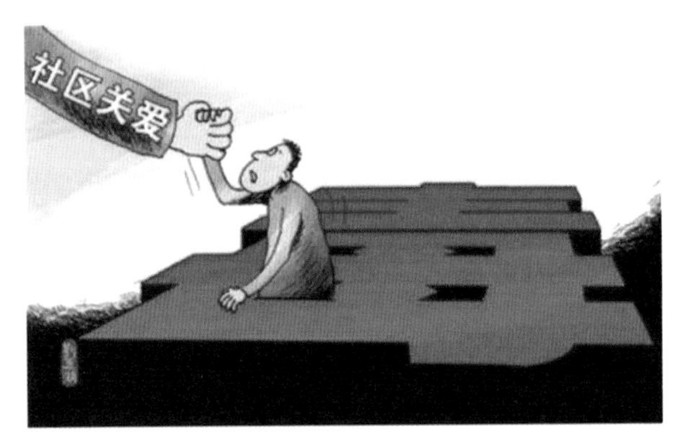

图 1-8　社区戒毒和社会康复部门的支持与帮助

12）社区戒毒社区康复人员多久进行一次吸毒检测

《关于加强社区戒毒社区康复工作的意见》第二条（九）指出，公安机关应当按照定期不定时的原则，认真做好社区戒毒、社区康复人员的吸毒检测工作，社区戒毒和社会康复工作人员应当给予协助。对社区戒毒人员的检测为 3 年内至少 22 次，第一年为每月 1 次，第二年为每 2 个月 1 次，第三年为每 3 个月 1 次；对社区康复人员的检测为 3 年内至少 12 次，第一年为每 2 个月 1 次，第二年为每 3 个月 1 次，第三年为每 6 个月 1 次。对拒绝接受社区戒毒社区康复或执行期间脱失人员，社区戒毒、社区康复工作小组应当组织查找；禁毒委员会办公室应当适时组织清理排查；公安机关应当利用信息化手段进行网上布控，及时查找下落，依照法律规定进行处理。

一旦发现自己吸毒了，应立刻自愿到医疗机构寻求帮助，早治疗早痊愈，且不会留案底。但很多吸毒者出于侥幸心理，认为自己可以戒断，或自己吸食量可以控制，不会被发现，也不会有危害，因此一直隐藏自己吸毒的事实。一旦吸毒成瘾，戒断就变得有些困难，往往需要相关机构责令社区戒毒或被送到强制戒毒所进行强制戒毒，并且会留下了案底。希望吸毒者能掌握法律对戒毒的支持以及一些戒毒措施，以帮助自身更好地顺利戒毒。

2. 回归社会后，有哪些帮扶政策？

回归社会后，戒毒者面临着诸多的现实困难。本部分将学习相关政策中对戒毒者帮扶的内容，希望能切实解决戒毒者的实际困难，为戒毒者真正回归社会提供强有力的保障（图 1-9）。

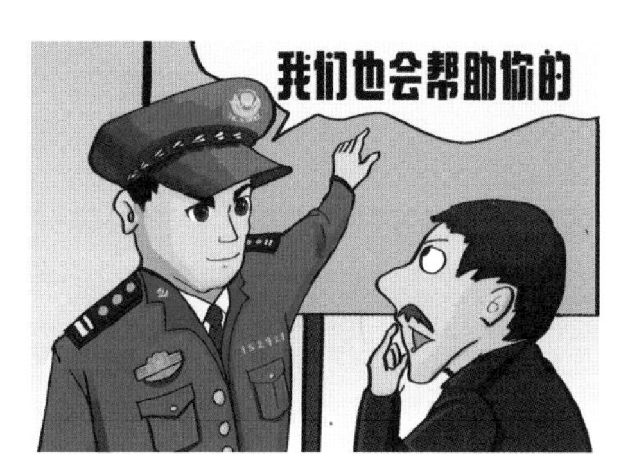

图 1–9　政府部门与政策的帮扶

《中华人民共和国禁毒法》第五十二条规定，戒毒人员在入学、就业、享受社会保障等方面不受歧视。有关部门、组织和人员应当在入学、就业、享受社会保障等方面对戒毒人员给予必要的指导和帮助。

《中华人民共和国禁毒法》 第七十条规定，有关单位及其工作人员在入学、就业、享受社会保障等方面歧视戒毒人员的，由教育行政部门、劳动行政部门责令改正；给当事人造成损失的，依法承担赔偿责任。

《戒毒条例》第十八条规定，乡（镇）人民政府、城市街道办事处和社区戒毒工作小组应当采取下列措施管理、帮助社区戒毒人员：

（1）戒毒知识辅导；

（2）教育、劝诫；

（3）职业技能培训，职业指导，就学、就业、就医援助；

（4）帮助戒毒人员戒除毒瘾的其他措施。

《戒毒条例》第三十九条规定，负责社区康复工作的人员应当为社区康复人员提供必要的心理治疗和辅导、职业技能培训、职业指导以及就学、就业、就医援助。

1）技能指导

《关于做好戒毒康复人员就业和社会保障工作的通知》第三条规定，着力提高戒毒康复人员就业能力。各地要充分发挥各类职业培训机构作用，组织有培训意愿的戒毒康复人员参加职业技能培训或创业培训，帮助戒毒康复人员提高就业技能。鼓励和支持集中安置戒毒康复人员的企业和戒毒康复场所建立技能培训基地。对参加技能培训的符合相关条件的戒毒康复人员，按规定落实培训补贴；对通过初次职业技能鉴定并取得职业资格证书的符合相关条件的戒毒康复人员，按规定给予一次性职业技能鉴定补贴。

《关于加强社区戒毒社区康复工作的意见》第三条（三）指出，乡（镇）人民政府、城市街道办事处应当根据工作实际需要，成立社区戒毒社区康复工作领导小组，由乡（镇）人民政府、城市街道办事处分管领导任组长，综治、公安、卫生行政、民政、司法行政、人力资源社会保障等部门负责人为成员，具体负责组织本辖区的社区戒毒社区康复工作。同时，设立社区戒毒社区康复工作办公室，落实办公用房、活动场地等基础设施，为社区戒毒社区康复人员提供心理辅导、职业技能培训、职业指导、社会支持网络重建、社会功能修复、社会融入服务以及就学、就业、就医援助。社区戒毒社区康复专兼职工作人员、社区民警、社区医务人员、社区戒毒社区康复人员的家庭成员以及禁毒志愿者共同组成社区戒毒社区康复工作小组，依照有关法律和程序规定，具体实施社区戒毒社区康复工作。负责女性社区戒毒社区康复人员的工作小组应当有女性工作人员参加。

2）就业扶持

《关于加强戒毒康复人员就业扶持和救助服务工作的意见》第五条规定，大力支持自主创业和自谋职业。各地要充分运用国家现有政策，制定各种优惠措施，鼓励戒毒康复人员自主创业、自谋职业。工商行政管理部门要为戒毒康复人员创办个体工商户、私营企业提供法规、政策咨询等优质服务。金融机构要按照国家有关规定给予小额担保贷款等信贷支持。农业部门要利用农业发展资金和科技项目，扶持戒毒康复人员创办种植、养殖等生产基地，积极为戒毒康复人员提供农业科技信息。人力资源社会保障部门要按规定对符合就业困难人员条件的灵活就业的戒毒康复人员给予社会保险补贴。戒毒康复人员从事个体经营符合税收政策规定条件的，按规定享受相应的税收优惠政策。

《关于加强戒毒康复人员就业扶持和救助服务工作的意见》第十条规定，落实医疗保险政策。人力资源社会保障部门和卫生计生行政部门要积极引导戒毒康复人员参加职工基本医疗保险、城镇居民基本医疗保险或新型农村合作医疗；对符合城乡医疗救助条件的戒毒康复人员参加城镇居民基本医疗保险或新型农村合作医疗个人缴纳部分应当给予相应的补助。

3）医疗服务

《关于加强戒毒康复人员就业扶持和救助服务工作的意见》第十条规定，落实医疗保险政策。人力资源社会保障部门和卫生计生行政部门要积极引导戒毒康复人员参加职工基本医疗保险、城镇居民基本医疗保险或新型农村合作医疗；对符合城乡医疗救助条件的戒毒康复人员参加城镇居民基本医疗保险或新型农村合作医疗个人缴纳部分应当给予相应的补助。

4）社会保障

《关于加强戒毒康复人员就业扶持和救助服务工作的意见》第十二条规定，做好养老保险和失业保险工作。人力资源社会保障部门对已经参加职工基本养老保险或城乡居民基本养老保险的戒毒康复人员，要积极引导其按规定继续参保缴费或享受基本养老保险待遇；对已经参加失业保险的戒毒康复人员，要按规定保障其失业保险待遇，并提供相应再就业服务。

《关于加强戒毒康复人员就业扶持和救助服务工作的意见》第十三条规定，落实社会救助。民政部门要把戒毒康复人员及其家庭列为社区服务对象，纳入专业社会工作服务范畴，做好社会救助工作；对符合条件的戒毒康复人员及其家庭应当按规定将其相应纳入城乡最低生活保障和农村五保供养范围；对因特殊原因造成基本生活出现暂时困难的戒毒康复人员家庭应当给予临时救助。地方人民政府对符合条件的戒毒康复人员及其家庭应当提供廉租住房，在戒毒康复场所生活就业的戒毒康复人员应当享受廉租住房政策。

相信通过这一章的学习，使戒毒者能够更深入地了解到有关戒毒措施及回归到社会后享有的帮扶政策。戒毒的路上会遇到很多困难，解决困难也会有很多资源，求助并不是一件坏事！

练 习

通过本章的学习，你是否对毒品及其危害有了更深入、更系统的认知呢？你掌握了哪些新知识？你可以通过以下几个问题，做一个小小的自我测试，发觉学习之后自己有没有新的理解和体会。

（1）吸毒之后给我带来了哪些影响？

（2）在了解毒品的危害之后，如何考虑戒毒事宜?

（3）有哪些困难是我可以通过法律法规来解决的?

（4）戒毒有哪些戒毒资源和方式方法?

（5）应该通过什么样的方式或获取什么支持，来帮助自己更好地戒毒?

（6）现在遇到了哪些困难? 有没有相对应的政策帮助?

（7）哪些人员可以帮助戒毒?

“心瘾”的相关概念，戒断的影响因素及误区

所有的戒毒者都有一个共同的愿望，那就是早日摆脱自己对物质的成瘾。第一章我们介绍了毒品的危害，戒毒的有关法律资源和方式，在本章节主要为戒毒者介绍“心瘾”的概念和相关知识，以及如何走出“心瘾”的影响因素等。本章的第一节将会介绍“心瘾”和成瘾相关的一些概念；第二节从生理、心理和社会因素三方面阐述了“心瘾”的成因；第三节分析为什么“心瘾”难以戒断，戒毒者应该有怎样的认知。

戒毒成功是我们共同奋斗的目标。但戒断生活的痛苦，戒断过程中不断出现的挑战，戒断后复吸的巨大风险，都让戒毒者的内心充满了挣扎与害怕。我们着重要做的就是帮助戒毒者真正地摆脱“瘾”，在这一章节，我们对成瘾，尤其是“心瘾”进行了全面的介绍。成瘾是一个含义广泛的概念，“心瘾”是综合了生理、心理、社会等多方面的复杂概念。希望本章内容能让戒毒者更加了解瘾是什么，为什么人们会上瘾，在戒毒的道路上感受到被帮助、被支持，也希望戒毒者在戒断之路上都能打败“心瘾”，走向胜利。

第一节　什么是“心瘾”？

在正式介绍“心瘾”概念前，我们可以对一些其他概念进行了解，这样方便我们更好地、更系统地了解“心瘾”。

成瘾是一个非常广泛的概念，从成瘾对象的性质看，我们可以把成瘾分为物质成瘾和行为成瘾。在物质成瘾中，常常涉及的物质有烟、酒、处方药、毒品等。一旦物质成瘾，“上瘾”的感觉会促使成瘾者一次又一次地去使用这些物质来获得快感，尽管他们的内心非常清楚这样使用物质是有害的。成瘾物质有很多种，毒品毫无疑问是其中最可怕的。众所周知，毒品的成瘾性极强，造成的危害巨大，吸毒会引发身体、行为和心理多方面巨大的负面改变。物质成瘾者在成瘾的阶段，一旦物质不可得，物质成瘾者为获得物质，会做出完全失去理智，甚至违法犯罪的行为。行为成瘾，指的是个体不断地实施某种行为，沉迷于其中，常见的有网络成瘾、赌博成瘾、购物成瘾、饮食成瘾等，行为成瘾表面上看起来并不是很严重，但是一旦上瘾，会越来越严重，成瘾行为严重到一定程度，就会影响正常生活，损害身心健康。

从成瘾的作用机制来看，成瘾一般都包含生理成瘾和心理成瘾两个方面。以毒瘾为例，生理成瘾主要就是一旦毒品入侵躯体，身体就会很快适应并且“陷入”这样一个有“毒”的环境，当不能及时获得毒品时，就会出现一系列极其痛苦、让人难以承受的身体上的戒断反应；心理成瘾就是我们所说的“心瘾”，“心瘾”指的是强烈的心理依赖，大脑在使用过成瘾物质后，对使用成瘾物质所产生的欣快或解脱等感觉难以忘怀，这种记忆会在大脑中保持很长时间，是心理上对物质使用的依赖。“心瘾”会因为潜意识里的记忆或情绪等的作用，引发再次使用物质的冲动。

本书系统地介绍了成瘾以及其他相关概念，我们将更加侧重“心瘾”和与“心瘾”相关的内容（图 2-1）。

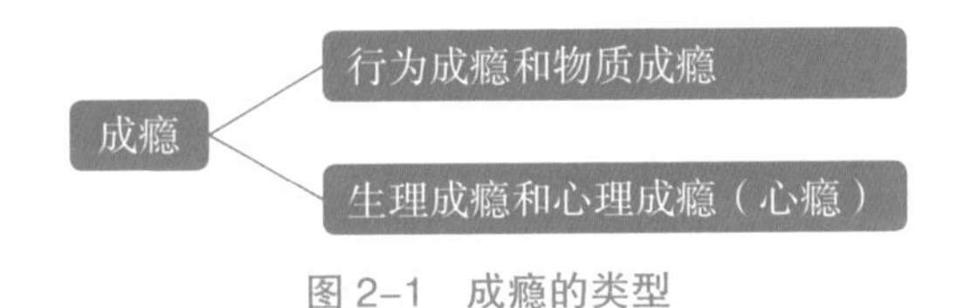

图 2-1　成瘾的类型

1. 成瘾

成瘾是指个体不能自控地、反复地渴求从事某种活动或滥用某种药物，明知道这样做将会给自己，或已经给自己带来不良后果，仍然无法控制自己。

成瘾的核心特征是强迫性，大部分物质成瘾者头脑都很清醒（实际上成瘾是会导致一定程度的认知功能和脑结构的变化的，后文中会详细提及），清晰明白地知道使用物质是有害的，但对自己使用物质的欲望却束手无策。另外，社会上对于物质成瘾的观点已经达成了共识，那就是不论是什么物质，我们尽量都不要去过度使用。因此，很多物质成瘾者的家人、朋友与社会公共环境都会用各种方法规劝、帮助物质成瘾者戒掉物质。但思想上认识到很容易，真正做到却很难。想要戒掉都不能控制自己，这也是物质成瘾者最无力的地方。那么为什么成瘾这么难对付？我们一起来了解一下，成瘾究竟是什么。

1）物质成瘾

物质成瘾的科学概念是“个体持续地，强迫性地使用已知的有害物质”或“一种慢性的，易复发的大脑疾病，导致物质使用者强迫性地使用药物”。通俗地讲，物质成瘾也可以理解为个体使用某种物质会上瘾，上瘾后要不停地去使用这种物质，才能维持身心状态的平衡。一旦不能及时使用物质，就会各种不舒服。常见的引起我们成瘾的物质有烟、酒、药物和毒品等（图 2-2）。

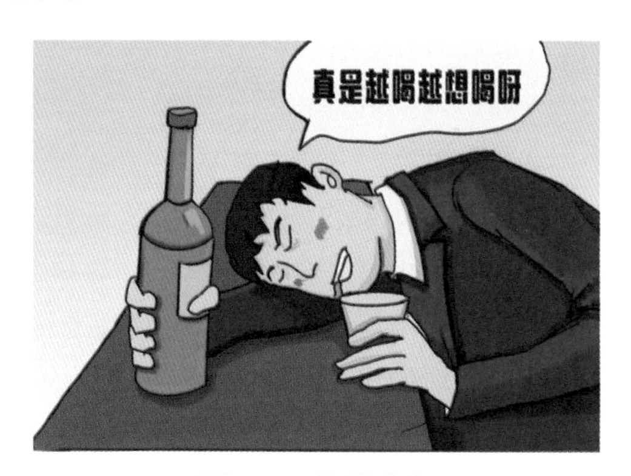

图 2-2 物质成瘾

人们对物质成瘾有一个常见的误解，那就是成瘾物质具有让人上瘾的特质，只要使用它们就会上瘾，所以成瘾的根本原因就是成瘾物质让人上瘾的特质。

大部分人对戒断的概念有一个明显的错误，认为戒断就是控制自己不再接触或使用物质，直到身体上没有明显的戒断生理反应，就算是戒断成功。但很多已经戒断成功的人，生活中一旦再次遭遇刺激，就很容易“复发”，再次使用物质。以毒品为例，不可否认毒品的存在及毒品的药理特性是成瘾的必要条件，但是一个人思想意识、人格特征（心理因素）和社会文化因素也对成瘾起到了至关重要的作用。选择使用物质、成瘾、复吸这些成瘾相关的环节中，每一步都综合了生理、心理和社会因素。

毒品的成瘾：毒品的成瘾性高，对我们自身的危害极其大。先来看看毒品是什么。我们国家的法律法规中明确规定了毒品的含义：根据《中华人民共和国禁毒法》第一章第二条，毒品是指鸦片、海洛因、甲基苯丙胺（冰毒）、吗啡、大麻、可卡因，以及国家规定管制的其他能够使人形成瘾癖的麻醉药品和精神药品。吸毒者的生理和心理都会出现各种问题，生理上的折磨，例如心血管系统、免疫系统、呼吸系统、消化系统都会出现严重损伤，心理和社会功能方面，吸毒者往往会存在情绪问题、社交问题、自我效能感低、依赖心理等心理问题，甚至可能出现精神病性障碍。身体上的脆弱和心理上的问题会让吸毒者面对多重痛苦，因而陷入困境，难以自拔。

目前毒品的防范形势也依然非常严峻：毒品种类不断增多，合成毒品滥用人数上涨，吸毒人员低龄化、多元化趋势明显第三代毒品替代性使用等等。这种现象也引起了社会的关注，对于毒品使用人员的关注、帮助，对成瘾的研究也在进一步加深。

2）行为成瘾

行为成瘾指的是那些原本正常、令人愉悦的行为活动转变为难以自控的、冲动驱使的，不适当、反复出现的行为。行为成瘾也具有强迫性的特征，即成瘾者很清晰地知道过多地做出成瘾的行为对自己不好，但是仍然控制不住自己要去做。常见的行为成瘾包括炒股成瘾、网络成瘾、赌博成瘾、购物成瘾、性成瘾、游戏成瘾、看球追星（球迷影迷）、美容整容成瘾等（图 2-3）。行为成瘾者在实施成瘾行为之前会感到递增的紧张感，这些紧张感会在实施成瘾行为后得到释放，行为成瘾者此时就会感受到情绪上的愉快和放松。例如网络成瘾者，他们如果长时间不能上网，就会感觉到情绪烦躁。一旦实施了，他的这种紧张感就会消失，取而代之的是获得的满足和愉悦感。

我们可以看出来，行为成瘾与物质成瘾有许多重要的共同特征，如难以自控，明知有害还要进行，都有戒断症状与耐受性。

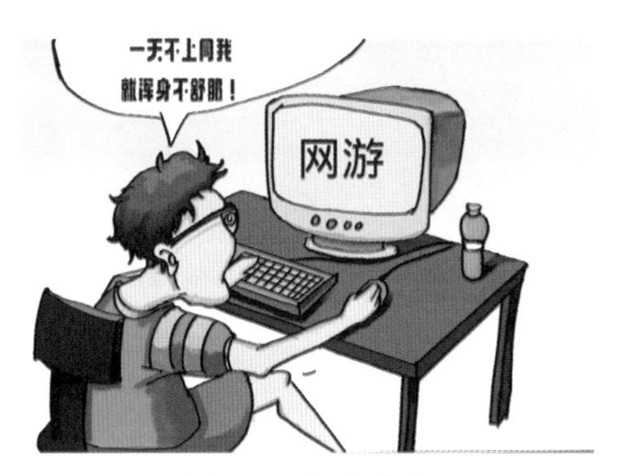

图 2-3　行为成瘾

2. 生理成瘾和心理成瘾

生理成瘾也叫作躯体依赖，是指反复用药所导致的一种躯体适应状态，以致需要药物持续存在于体内才能维持躯体的正常功能，若中断或突然减少剂量就会产生戒断综合征。心理成瘾也叫作精神依赖，指对物质使用的强烈渴求导致个体行为失控，为获得用药后的特殊快感和解脱感，呈现强迫性觅药行为。

1）毒品的生理成瘾

不同种类毒品的生理成瘾的表现是不一样的。

（1）兴奋剂类：兴奋剂类物质能让中枢神经系统兴奋，过量使用兴奋剂会导致兴奋剂中毒，兴奋剂中毒的表现是极端兴奋、话多、激越、攻击行为，甚至出现幻觉、妄想。常见的兴奋剂类物质有可卡因、苯丙胺类物质、甲卡西酮、咖啡因等。

（2）阿片类：过量使用阿片类物质会导致阿片类物质急性中毒。轻度表现为出现欣快感、脉搏增快、头痛、头晕；中度表现为恶心、呕吐，失去时间和空间感觉，肢体无力、呼吸深慢；重度的阿片类物质急性中毒会出现昏迷（意识丧失）、呼吸极慢甚至抑制、针尖样瞳孔（瞳孔缩小），称为三联征；以及有皮肤湿冷、脉搏细速、腱反射消失等表现。阿片类物质包括天然、人工半合成或合成的阿片类物质，如阿片、吗啡、海洛因、美沙酮、二氢埃托啡、羟考酮、派替啶、丁丙诺啡等。

（3）大麻类致幻物质：吸食大麻后会感到欣快、时间和空间变形、正常体验变得强烈，有些人会出现性欲增强。初次使用可能不适。大剂量使用可出现幻觉、谵妄等。

2）“心瘾”

“心瘾”是物质成瘾者在开始使用物质 - 规律性使用 - 戒断 - 复吸的循环过程中，生理反应、心理和人格的改变、社会因素等层面产生系统的连锁反应（图 2-4）。

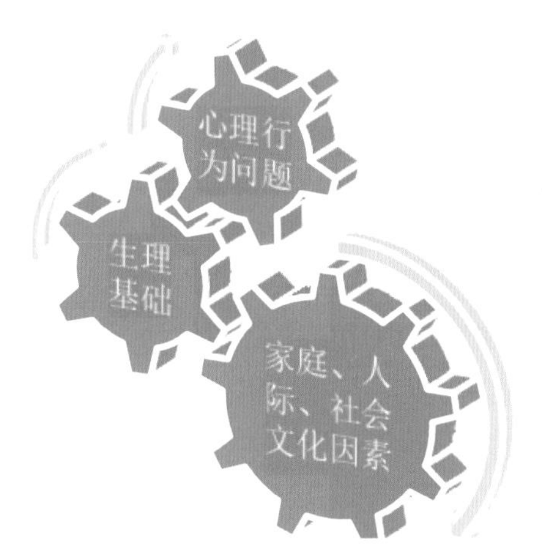

图 2-4　“心瘾”的影响因素

从开始使用物质，“心瘾”就存在了，并且会存在于整个吸毒的过程，但是“心瘾”不会终止于生理戒断这个时间点。即便是生理戒断了，“心瘾”还是会影响个体，所以我们说“心瘾”是复吸最大的影响因素。

在开始使用物质的时候，物质直接作用于大脑的“奖赏系统”，产生极度强烈的欣快感和解脱感，大脑会“记住”这种感觉，想要重复这样的感觉，这时候物质成瘾者就陷入了成瘾的“陷阱”。大脑想要获得使用物质的欣快感和解脱感，就会“指挥”个体不断地去使用物质，以此重复获得快感。但是在之后使用物质的过程中，想要引起同样的欣快感，会需要越来越多的物质，而且使用物质的时间的间隔也会越来越短。即便是在生理脱毒完成后，大脑也不会忘却这种感觉，戒毒者还会出现对毒品体验强烈的心理渴求。

在吸毒者的行为过程中大脑的愉悦感被一次次地重复、强化，慢慢内化成了一种习惯，就像是我们生活中的口头禅或习惯性的小动作，戒毒者可能根本意识不到“心瘾”的存在。但当出现高危情境时，对物质的渴求、对愉悦感的欲望就会受潜意识驱动而出现。从戒毒实践来看，大部分戒毒者在生理戒断后，“心瘾”仍较为强烈，研究表明“心瘾”对戒毒人员的影响一般可以长达 1 ~ 3 年，有时甚至会影响一生。在“心瘾”存在的条件下，高危情境会诱使戒毒者出现想要复吸的想法。如果戒毒者自己没有充分地预期并对抗这种想法，则会将复吸付诸行动（国际上戒毒二次复吸率高达 98%）。由此可见，心理成瘾比生理成瘾更具有内隐性和持久性，只要“心瘾”存在，我们就要时刻提防复吸的可能性。在打败成瘾的路上，战胜“心瘾”才是最终的胜利。

那么，“心瘾”是怎么影响我们的行为的呢？“心瘾”驱动人实施行为可以分为三个阶段：唤醒，产生冲动，实施行动。首先，唤醒环节，我们大脑会记得使用物质带来的欣快感，当高危情境（使用物质相关的物品、环境、情绪等）出现的时候，就会想到滥用成瘾的物质或者成瘾的行为；然后，一想到滥用成瘾的物质或成瘾行为时，就感到兴奋、愉悦等积极情绪，想着去使用物质，产生使用物质的冲动；最后，如果冲动管理失败，滥用药物的行为就会出现。

我们可以从很简单的事例中理解一下，当你饿了，你就会想要去吃饭，这是一种本能，这种本能就是内驱力，在这个情况下驱动你去获取食物。当你不是特别饿的时候，虽然你渴望食物，但是你可能可以忍一忍，因为这时候内驱力不是特别大；但是当你饥肠辘辘，头晕眼花的时候，你去获取食物的内驱力非常强，你会极端渴望吃到食物的感觉，甚至不惜乞讨、盗抢食物。“心瘾”就是这样一种内驱力，不同程度的“心瘾”对人的影响不同。有些人“心瘾”大，有些人“心瘾”小，但不论大小，我们都需要正视戒毒过程中的挑战。

如果在高危情境出现时，能够有所察觉，并顺利应对，那也许就能够对抗复吸的威胁，这就是戒除“心瘾”的过程。戒毒者需要习得对心理渴求的控制，是戒毒者回归社会最重要的一步。

第二节：“心瘾”为何会发生？

表面上看，“心瘾”是心理层面的问题，实际上，“心瘾”的形成除了心理方面的原因外，也交织着其他的因素，涉及个体、家庭、社会等其他方面，错综复杂。随着科学的发展，我们对于成瘾和成瘾的原因有了新的进展。过去的社会理论将成瘾与后天养成的行为不良和受损的道德价值观联系起来，认为成瘾是品行或道德问题。随着科学的发展，新的证据表明，成瘾实际上与大脑结构与功能的缺陷有关，一些研究表明吸毒者第一次吸毒、戒毒后复吸这些行为受到生活环境和经验的影响。“心瘾”的形成过程实际上是一个兼具复杂性、社会性、综合性、系统性的过程。本节我们将从不同的方面说明“心瘾”到底是怎样形成的，希望通过这一节的内容能让成瘾者更清晰地认识“心瘾”，了解“心瘾”的发生与发展，让戒断“心瘾”有据可依。

1.“心瘾”是如何发生发展的？

1）出现

在使用物质的时候，个体往往会产生一种“麻木的快感”，一种“很难形容，感觉很高兴、轻飘飘的”感觉，不同物质在使用时的感觉不尽相同，但这些感觉都可以马上“驱散”现实生活中的各种问题。在最开始的时候，可能只是觉得欣快和放松，这种貌似舒适的感觉会让你一遍又一遍地寻求。当成瘾者再次想要获取这种感觉的时候，“心瘾”已经开始出现了。

2）发展

个体往往第一次使用之后，就会沉溺其中，慢慢地使用的量越来越多，使用的频率越来越高，一点点的量已经不再能让成瘾者感觉“舒适”和“刺激”了。一段时间过去，不仅只有使用物质的欣快感能让成瘾者“犯瘾”了。一定的时间不使用物质，就会出现很强的生理痛苦：极端难受，流泪，打喷嚏，出冷汗，腹部绞痛，为避免这些痛苦，成瘾者只好继续使用成瘾物质，强迫觅药，“心瘾”这时候已经深植在身上了。

3）延续

为了自己和家人，很多成瘾者走上了戒毒之路，通过戒毒所、戒毒机构和专业人员的帮助，成功完成了生理脱毒。这是一个非常好的消息，但是还是不能掉以轻心，“心瘾”并没有终结。现实中可以看到很多戒毒者会复吸，就是因为“心瘾”在我们生理戒断成功之后，仍然在影响我们的心理和身体，不断唆使我们复吸。为什么在生理戒断之后“心瘾”还在影响我们呢？这和“心瘾”的心理机制有一定的关系。

2. 大脑在“心瘾”发生发展中的角色

人的心理是看不见摸不着的，控制着人心理的是脑。“心瘾”的产生与大脑息息相关，“心瘾”的存在反过来影响着大脑。“心瘾”的心理生理机制主要涉及大脑的奖赏系统、工作记忆、注意与注意偏向等方面，这些听起来复杂的系统其实和我们的生活息息相关。

1）大脑的奖赏系统

毒品之所以会让人觉得异常的愉悦和欣快，是因为毒品可以直接作用于大脑的奖赏系统。愉悦刺激可以激活奖赏回路，比如爱好美食的人尝到自己喜欢的食物，学生受到老师的表扬，完成一个自己设定的目标，这些都会激活个体的大脑奖赏系统——让人觉得愉悦的系统。换言之，只要大脑的奖赏系统被激活，人就会觉得开心、放松。一般来说奖赏系统的激活是通过现实存在的事件，但毒品有一种特别的作用机制，它可以直接进入大脑刺激奖赏系统产生奖赏效应，尽管现实生活中并不存在让人觉得愉悦的事，这是一种完全虚假的愉悦感，是毒品骗过了大脑！这时候成瘾就开始了。

毒品不仅能够直接激活奖赏系统，它所产生的奖赏效应还是现实事件刺激的数倍！例如普通的自然奖赏物（食物、水等）能够使大脑伏隔核等分泌多巴胺的量增加 20% ~ 50%，而可卡因、苯丙胺、海洛因这些毒品能够使多巴胺分泌量增加 100% ~ 400%！这也就是为什么人一旦开始使用毒品，就难以忘怀，我们在现实生活中很难去获得这样程度的愉悦感。

在开始的时候，成瘾者是想要让自己更舒服，让大脑被“奖赏”。但是一段时间以后，这种奖赏效应减弱，愉悦感也会减弱，替代出现的是：一旦不使用物质，会出现烦躁不安、焦虑易怒、快感缺失等痛苦。为了解除这些生理上的不适感，成瘾者就会强迫觅药。大脑的控制系统也随之从奖赏系统转向了前额叶 - 反奖赏系统，毒品同样可以直接作用于这个系统，能够马上解除一切生理上的不适感，这同样是一种虚假的解脱！

2）工作记忆

工作记忆是指人在进行认知任务的时候，暂时地存储加工信息的能力，是认知活动的核心。比如我们想要记住一首诗，从看到这首诗到完全记住，大脑一直在工作，这个工作的过程就是工作记忆完成的。工作记忆主要包含了存储功能（包含语音环路和视空模板）和中央执行功能（分为刷新、抑制、转换三大功能）。

反应抑制：成瘾的核心特征是强迫性觅药，也就是明知不可为，但不能有效地进行自我控制。研究发现，成瘾者的抑制功能受损，也就是当成瘾者出现冲动性时，抑制自己的冲动、管理自己行为的能力受损。

因为大脑奖赏系统的作用，成瘾者在出现“心瘾”时会极度渴望使用物质，戒除“心瘾”就要做到克服这种渴求。而物质成瘾者的抑制功能受损，当相关线索出现时，成瘾者就很难控制自己的“心瘾”。

3）注意和注意偏向

注意是一种普遍存在的心理品质，指的是心理活动对一定对象的指向和集中，是伴随着感知觉、记忆、思维、想象等心理过程的一种共同的心理特征。“聚精会神”“专心致志”等就是指“注意”的意思。看下面这幅图，你先看到了什么（图 2-5）？

每个人都会有自己的注意倾向，在复杂的环境中，你最先会注意到的事物与大脑的加工倾向有一定关系，这种倾向与个体的经验息息相关。例如，即使在很吵闹的环境中听到有人小声叫自己的名字，也能察觉到，这是因为名字对于个体是一个很重要的加工线索。这种根据个人经验不同，很容易选择优先注意和自己有关事物的现象叫作自我注意偏向。

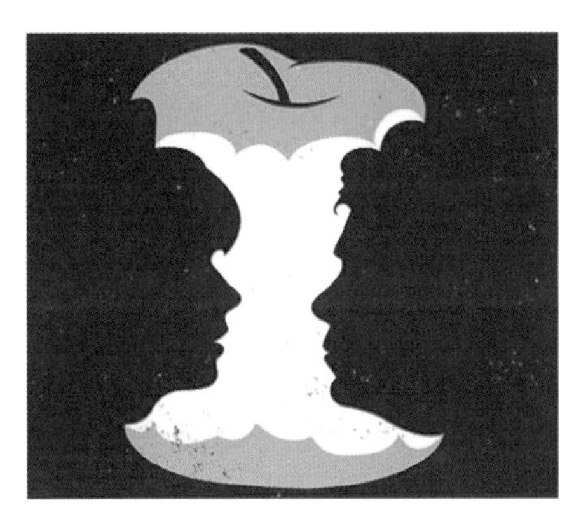

图 2–5 注意

当成瘾者对周围环境中的线索进行加工时，对毒品相关线索的注意处于优势地位，如果周围环境中有与毒品相关的线索，这些线索更容易引起成瘾者的注意。而且这种注意偏向是一种内隐的认知过程，处于阈下状态，成瘾者自己是察觉不到这个加工过程的。戒毒过程中，一旦周围环境中出现了与物质相关的线索（锡纸、针管、类似的白色粉末等），成瘾者就会优先注意到，而且这种注意是无意识的。有了这种注意偏向，接下来就是习惯化的药物寻求和使用行为，如果得不到满足，就会转化为强烈的、能够被意识到的渴求感，也就是“心瘾”。

3. 影响“心瘾”的社会因素

对很多成瘾者来说，遇见现实问题和困难的时候，就是现实中的痛苦，而吸毒就是幻想中的“乐”。

对成瘾者来说，人际关系、生存环境、社会文化等这些因素也是“心瘾”的根源。不是“人”有“心瘾”，是“人的生理＋心理＋社会”才有了“心瘾”（图 2-6）。

1）与家庭相关的因素

为什么有些人会吸毒？从家庭环境来分析，家庭环境不良、缺少关爱、缺乏社会支持会让一些人有孤独、被排斥、自卑和逃避的心理，这些都是现实生活中的“苦”。比如童年时期父母长期缺位，会导致个体出现上面所说的问题和不良心理状态，如果亲子关系不良，青少年的社交圈缺乏管理，青少年通过一些渠道接触到成瘾物质，使用物质就成了很好的逃避现实的途径。重庆市一项针对戒毒所人员的研究发现，物质成瘾者普遍文化水平偏低，家庭功能不健全，很难与他人建立关系，同时受到的社会支持水平也偏低。

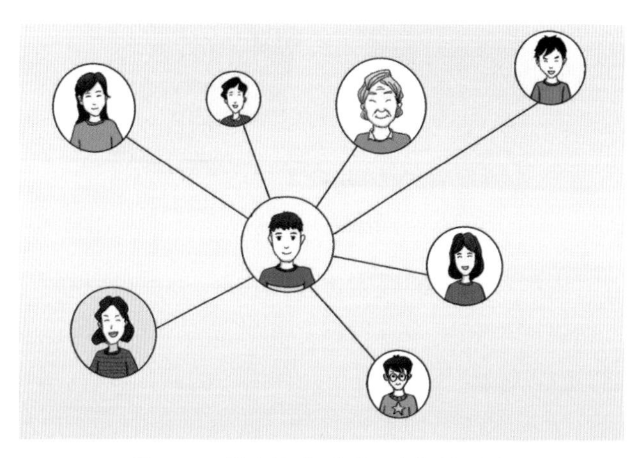

图 2-6　社会因素对“心瘾”的影响

从心理学的理论中我们也可以找到证据。根据鲍尔比依恋理论的观点，在人的生命关系中无时无刻不是围绕着亲密的依恋而展开的。我们生命最初的依恋关系是与照顾者之间形成的，也就是孩子与父母或其他养育者的亲密关系。按照鲍尔比的理论，如果孩子和照顾者的关系没能发展良好，就会形成不安全的依恋模式，存在不安全依恋的孩子会寻求其他的代替，使用物质是在孩子寻求代替的过程中可能会找到的一种自我破坏的解决方案或结果；不安全依恋还会导致情感调节能力受损，孩子成年后心理健康状况差。哈罗在关于恒河猴的一系列实验中发现，缺少母猴抚育的后代在陌生环境会感觉非常惊恐，成年后无法交配，对待后代也非常冷漠，虐待甚至杀掉第一胎。相对应地，在 20 世纪 80 年代罗马尼亚孤儿院中的儿童曾经遭遇被锁在家里虐待、极端的忽视、没有关爱等，这些儿童在成年后心理健康状况差，容易成为物质滥用、攻击性强的人。同时有研究指出，不良的家庭环境可导致不安全依恋，引起更明显的消极完美主义，造成强迫型人格的形成与发展，与物质成瘾定义中的强迫使用相关联。成瘾个体如果不能发展出健康的相互满意的人际关系，他们将容易复发并保持长期成瘾。因此早期依恋受损，导致情感调节系统紊乱，成瘾易感性升高，进一步损伤大脑神经系统，如此造成恶性循环。

综上，早期家庭环境不良，依恋关系的不安全，对于物质成瘾者的影响是巨大的。

2）毒品的宣传教育

很多吸毒者第一次使用毒品是因为受到诱骗、出现负面情绪、对毒品了解不深刻等原因。采访戒毒者的过程中，有一部分人表示自己并不了解毒品的危害，觉得吸一两次没有什么关系，能够管住自己；还有一些人觉得自己能接触到别人接触不到的东西，怎么也得试一试，抱着这样的心态陷入了成瘾。一旦开始使用毒品，陷入了成瘾的圈子，戒毒者就会痛苦不堪。

我们需要一个更完善、更具体的宣传教育系统，让公众了解物质的危害，认识到使用毒品的严重后果。尤其是对于认知发展不够完善，生理心理还没有发展健全的青少年。并且，我们更应该学会主动去了解毒品和吸毒的相关知识，用意识推动行为，这是非常关键的一步。

3）社会层面的重视

不论是成瘾者，还是戒毒者，都需要一个自上而下的系统的关心和帮助。这个系统中要包含戒毒者、戒毒者的家人朋友、戒毒者所在社区或乡镇、专业的社工与心理从业人员、各种戒毒机构以及社会公众，不断构建完善的社会支持系统、提供更系统的、专业的关注与帮助。在本书的第四章中，将阐述戒毒知识、戒毒方法以及一些就业、人际关系方面的资源。希望切实帮助到每一位戒毒者。

第三节：“心瘾”戒断为何难?

“心瘾”对戒毒者影响大、持续时间长、难以摆脱，前面介绍了“心瘾”的形成是一个融合了生理、心理、社会因素的复杂体系。这一节我们分别从戒毒者自身、“心瘾”的特质和社会层面阐述，为什么“心瘾”的戒断是一个挑战。让戒断有据可依，有法可行，更加有希望。

1. 戒毒者戒毒的错误认知（观念误区）

做任何事情都要做好充足的心理准备，既要充分预估难度，也要准备好充足的信心。戒毒是一件极其艰难的事情，很多戒毒者在一开始都会出现一些心理误区。

我们相信，绝大多数吸毒者都是渴望戒毒的。特别是误入歧途的，已经感受到毒品带来的实质性危害的人，十分渴望戒掉毒品。有道是"心急则乱"，若对戒毒方式没有正确认知便盲目地求医问药，难免陷入误区，给自己造成无法弥补的损失。错误的认知，更会成为戒毒路上的拦路虎，使自己丧失戒毒的希望和信心，自暴自弃。以下介绍戒毒的误区，我们应该如何避免。

1）毒品还是有一些好处的，不戒也没什么

有一些人通过吸毒瘦下来了，认为"吸毒是可以减肥的，这恰好是我的需求。"

"聪明药吃了会让我变聪明，我不戒掉也没什么。"

很多成瘾都起源于好奇心、侥幸心理和掉以轻心。毒品作用于人体是会让人产生"我变好了"的强烈错觉，这正是毒品伪装自己的手段。但是，从无数的实践看来，吸毒会完全摧毁一个人生理、心理直至个体死亡，造成家破人亡、妻离子散的情形也数见不鲜。无论毒品披着怎样诱人的外衣，我们都要时刻明白，任何情况下的掉以轻心都是会让自己"万劫不复"。

2）毒品很容易戒掉，药物成瘾也没那么难戒

很多吸毒者都希望自己能够戒断，也认为自己和别人"不一样"，可以很容易就戒掉。就像我们做每件事情的开始，都会高估自己的执行力。事实上，真正戒毒，尤其是戒掉"心瘾"，是一个道阻且长的过程。我们希望每一个戒毒者都对自己有强大的自信心，也相信通过戒毒者自己的努力，再受助于外部环境，戒毒者最终是可以戒掉毒品的，但是，在一开始对我们所要面临的困难应有一个客观的预估，并准备好充足的意志力，也是十分重要的。

3）吸毒的人都没得救了，就该被放弃

有不少吸毒者自暴自弃，过低评估自己的价值，这种现象也很普遍。

尤其是当目睹着很多人反复戒毒、反复吸毒时，一面是无比艰辛的戒断之路，另一面是继续吸食的深渊。当对自我的评估过低时，我们很容易掉进深渊。相信自己的价值，家人、朋友、社区甚至很多未曾谋面的人都在期望着每一个戒毒者重新开始生活。我们是可以抵抗吸毒带给我们的改变的。即使是在戒毒过程中减少了药物使用量，这也是一种进步。

我们国家也为有戒毒需求的人提供了各种帮助，让戒毒成功的可能性更大。没有人能放弃你，除非你自己放弃自己。

4）吸毒之后，我就应该遭受别人的歧视和恶意

在社会中存在着种种偏见与歧视，往往误入歧途的人会觉得每一个人都会戴着有色眼镜看自己。吸毒者对自身也要有一个正确的认识，虽然一时吸毒了，但自身是会有强大能量的，这样可以战胜毒瘾，也不会被别人的歧视所压倒。那么，需要戒毒者去挖掘自己那些好的品质，意识到自身的积极力量和态度。做一些力所能及的事情，增强自我效能感。

同时，不要惧怕与人交往，避免孤独、闭塞，可以试着去跟了解情况的人、信任的人或者禁毒社工交流，促进构建和谐的家庭、社会支持系统，更加积极融入社会。

5）戒毒没关系，只要去机构就能解决吸毒的所有问题

目前治疗药物依赖并没有神奇的方案，而是一个长期和艰难的过程。戒毒所主要提供某些方面的医疗服务，如使用医疗手段，使发瘾的严重程度降低。但必须认识到，吸毒成瘾是一种慢性复发性疾病，在戒断前需要重复多次的治疗。

吸毒者在戒毒之前就应该先转变观念，树立戒毒的正确认知，否则这些观念使得戒毒者无法有信心和勇气战胜毒品。只有从心底里不排斥戒毒，相信自己能够戒掉毒品开始新的生活，才真正有可能戒除毒瘾！

2. 戒毒者的心理问题

我们在前文中学习了“心瘾”的含义、形成及影响因素，可以看到“心瘾”的复杂性。在实践中，“心瘾”在个体之间也存在差异性，之所以有些人很难摆脱“心瘾”，有些人会相对容易，就是因为不同的戒毒者的心理特质和人格特征不同，一些心理特征会影响戒除“心瘾”。每个人都有自己

的独特性，具有这些心理特征并不是什么可耻的事情。戒毒者要做的不单单是摆脱“心瘾”的“减法”，同时也要做让自己的心理健康水平提升的“加法”，让关爱心理健康、提升心理健康水平形成良性循环。

1）戒毒意愿

复吸的影响因素中最为重要的就是戒毒者的戒毒意愿，戒毒意愿的核心成分就是戒毒动机和戒毒决心。广东省戒毒管理局在 2014 年调查了在强制隔离所的戒毒者的戒毒意愿，结果显示 47% 的人员戒毒动机不高，且对自己被强制戒毒有抵触情绪。事实上戒毒者戒毒意愿并不高，并且不理解为什么使用毒品是违法的，自己为什么要被强制戒毒。因此，提升戒毒动机是戒除“心瘾”重要的第一步。

2）情绪问题

研究发现很多物质使用者在成瘾之前就已经存在情绪问题，这些情绪问题促使他们第一次使用物质。使用物质过程中情绪问题又会被加重，出现情绪问题 - 使用物质 - 情绪问题加重 - 使用更多的物质的恶性循环。在物质使用者的群体中，主要的情绪问题是抑郁和焦虑，除此之外，比较广泛出现的人格特征有紧张、情感易冲动、自制能力差、缺乏独立性、意志薄弱等。

3）社会人际问题

缺乏家庭和社会支持是戒毒者复吸的主要因素之一。吸毒者会给家庭带来巨大的社会压力和经济压力，很多吸毒者的家人无法理解吸毒者，慢慢远离吸毒者，有的家庭给吸毒者租一个小房间，就让吸毒者自己一个人在租住的房子里自谋生路。吸毒者也难以获得社会的接纳，因此变成“无依无靠”的社会“遗弃儿”，这种内心的空虚感也导致吸毒者难以真正解除对毒品的依赖。

4）社会生存问题

除了已经存在的情绪和心理上的问题，现实社会中仍然存在十分严峻的问题。经历过戒毒的戒毒者在一定的时间段和社会脱节，戒毒期间几乎没有社会关系，职业的发展也是中断的。当重新走向社会时，也会不同程度遭遇困境。如难以再就业，或再就业后因为各种原因失业，从而再次导致社会关系破裂，缺乏经济来源。生存压力也是很多吸毒者铤而走险和复吸的原因。

5）自我觉察和控制问题

吸毒者对自我和毒品间的关联的觉察和意识不足，因此难在复吸行为前做自我调整；同时以消极的认知和行为看待自我和世界是吸毒者普遍的表现模式，而且吸毒者往往会有情绪处理问题，他们不知道如何处理自己的负性情绪，因此使用毒品来应对消极情绪，导致其吸毒、复吸。这一特点就意味着，戒毒这一行为特别需要人际支持，尤其是专业人士通过科学的方法和手段来帮助，社会资源、社会支持也显得尤为重要。

3. 戒断后复吸的风险

物质成瘾者生理戒断相对容易，但“心瘾”戒断非常困难，复吸率非常高（国际上戒毒二次复吸率高达 98%，经调查，80% ~ 90% 的物质成瘾者在停药 1 年内复发），这也是“一日吸毒，终身戒毒”的原因，一旦复吸，“心瘾”有了卷土重来的机会，就会让“心瘾”更难戒断。经过 20 年的发展，研究人员对复吸的机制进行了很多基础研究，并且将心理影响因素归纳为以下几种：

1）自我效能感

自我效能感是个人对于自己在某场景下是否有自信做到某一样事务的预期，在戒毒情境下，即戒毒者对于自己在某些特定情况下能否保持不吸毒的自信。自我效能感能很好地预测戒毒者的复吸概率：越相信自己在不同的情况下都不会再碰毒品的人，越能够保持戒毒的成果。

2）后果预期

如果戒毒者预期自己吸一次毒的后果是负面的，如可能让自己之前的戒毒努力毁于一旦，并且给自己的身体、人际关系带来极大的负面影响，戒毒者心中的天平自然会往“忍住不吸”的方向倾斜。但是，如果戒毒者预期再吸一次毒会给自己带来好处，如“可以让自己不那么难受”“不会让自己的未来更糟糕”，或者“不吸毒会让我失去这些朋友”，戒毒者就会更倾向于“再吸一次”，甚至再吸几次。

3）戒毒动机

戒毒动机可以分为改变动机和维持动机。这样的区别精准地抓住了戒毒者在戒毒过程中的摇摆不定：一方面戒毒有诸多好处，但另一方面，吸毒可以避免诸多痛苦。这也意味着对吸食一次毒品的后果预期会影响戒毒者的戒毒动机。另外，戒毒者的戒毒自我效能感也会影响戒毒动机的强弱。戒毒者可能会表示“我想要戒毒，但是我觉得我戒不了”，进而削弱动机。

4）对毒品产生渴望时的处理方式

戒毒者在生理脱毒之后，心理上依然会在某些时刻产生对毒品的渴望。需要注意的是，对毒品产生渴望并不意味着戒毒者一定会吸毒。更重要的影响因素是戒毒者是怎样解读、面对、处理这种渴望：我能否再忍受一会儿这种渴望？做其他的什么事情可以让我的注意力从“想吸毒”这样的想法中转移走？从“想要吸毒”到“复吸毒品”之间仍然有一段路，戒毒者仍然可以在这条路上踩下刹车。

5）应对行为

戒毒者通常会在戒毒后遇到很多困难，是否有能力应对社会生活中的压力、诱惑等困难能良好地预测他们的复吸率。再次感觉到生活陷入了低谷时，是否要吸食毒品让自己情绪高涨？当以往的毒友邀请时，自己要如何拒绝？听到吸毒时候常听到的词语，让自己很想要再来一次的时候，怎样可以让自己坚持下来？当无法控制地再吸一次之后，做些什么可以让自己不陷入规律的、持续的吸毒状态？如果戒毒者已经对戒毒后生活中的困难有预期，并且做好了相关准备、学习了应对方法，他们就可以在这种状况下更有效地应对，从而减少复吸发生的可能性。

6）情绪状态

戒毒者在有负面情绪时很可能再次使用毒品，因为他们会预期自己吸食毒品后，情绪会好受一点。需要注意的是，吸毒成瘾后，吸毒更多情况下是为了消除痛苦的感受，而非追求愉悦的感受。

除了心理因素以外，人际因素和社会支持也会影响复吸的可能性。当戒毒者家人在他感到痛苦时支撑、给予戒毒的信心，同时有一群不使用毒品的朋友陪伴，让他看到在毒品之外，有能够让戒毒者减少痛苦、带来愉悦感的事物，戒毒者也会更容易戒除毒品。相反，如果戒毒人员感受到的是家人与朋友的贬低、排斥，是周围吸毒人员在吸食后不用思考现实痛苦的愉悦，他更可能会复吸毒品。

除了心理因素和人际因素外，毒品依赖史、生理戒断情况等生理因素也会影响戒毒者的复吸可能性。

4.“心瘾”的主要心理机制

“心瘾”的主要心理和生理基础有大脑的奖赏系统，也受到工作记忆、注意机制的影响。毒品通过直接进入大脑，改写我们的欣快感体验，让吸毒者体验到在自然奖赏条件下不能出现的奖赏，从而上瘾。开始上瘾是因为人们喜欢被奖赏的感觉，逐渐地，大脑会适应这种感觉并伴随着适应性的神经元和突触等结构的器质性改变。成瘾让大脑的生理结构产生了变化，所以我们说成瘾是一种有着器质性病变基础的慢性脑病。突触和神经元的改写和变化即使有可能恢复，也会是一个极其漫长的过程。在这个漫长的过程中，这种体现在情绪和感觉上的、本质却是器质性病变的特征，让“心瘾”变得更加难以对付，让克服“心瘾”道阻且长。

“心瘾”看不见摸不着，从使用物质的那一刻就出现在人身上。“心瘾”的出现，不仅是因为物质自己有成瘾性，更是伴随着成瘾者的心理行为问题，深植于社会文化的背景之中。对于戒毒者来说，“心瘾”可能是一个甚至要伴随终身的阴影，他们很难完全摆脱。但不论是研究人员、戒毒所与戒毒机构的工作人员、社会工作人员、心理相关专业人员，还是每一位戒毒者自己、家人还是朋友，都在为长久地克服“心瘾”作出持之以恒的努力。路虽远，行则将至。相信我们一定能够打败“心瘾”。

练 习

你已经完成了本章的阅读，为了更好地帮助你，我们来检测一下学习成果吧!

（1）第一次吸毒的时候，你是什么样的感觉？这种感觉是真实的吗?

（2）随着用药量越来越大，也越来越频繁，现在使用物质是一种什么样的感觉？为什么会出现这样的转变?

（3）第一次感觉自己上瘾了是什么时候？“心瘾”是什么时候出

现的？

（4）你为戒毒和克服“心瘾”做了什么准备？

（5）上瘾之后，你的情绪和人格上有没有一些变化？如果有的话，是什么样的？

（6）上瘾之后，你的生活还产生了什么样的变化？

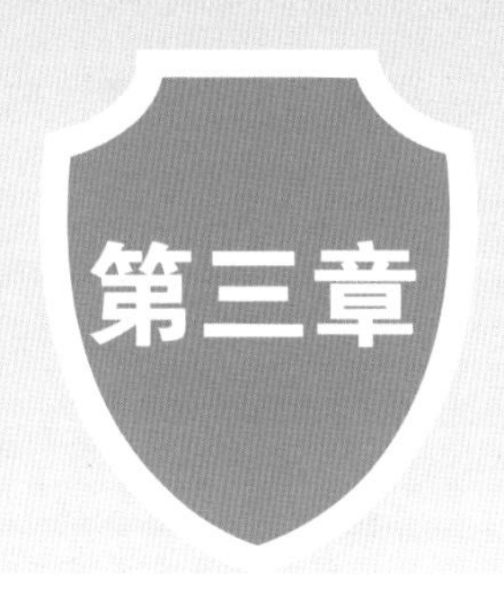

成瘾人群心理自助技巧

我国有完善的戒毒法律法规，有完整的戒毒流程，完备的戒毒所、戒毒机构，也拥有很多能够帮助戒毒者的社会机构，但这些对于戒毒者来说都是外在助力，戒毒之路终究是要自己完成。在上一章我们详细介绍了“心瘾”的含义和影响“心瘾”的内容。在本章中第一节阐述了心理自助知识，第二节介绍了戒毒者常见的心理问题，第三节介绍了心理自助小技巧，希望在戒毒和回归社会的过程中帮助到每一位戒毒者。

这些自助的知识或技巧相信可以帮助到戒毒者，希望戒毒者可以在以下几种情境下使用：

（1）正在接受戒毒所或戒毒机构的治疗。

（2）可以确定读懂这一章节的内容。

（3）生理脱毒完成回归社会的过程。

（4）曾经参与过团体心理或个体心理辅导，或有相关经验。

（5）任何需要心理自助的地方。

总之，戒毒者一定要先接受正规的戒毒流程，再将心理自助作为一种辅助技巧协助戒毒。

第一节　心理自助知识

在这一部分提供了一些希望戒毒者可以自学的知识。在接受合法、合规的戒毒流程中，可以把心理自助知识作为辅助手段。如果曾经或正在接受心理治疗、团体心理辅导等，也可以学习心理自助知识来长足地对抗“心瘾”。

本节介绍了一些基本的心理学概念，例如感觉、知觉、记忆等，也对一些和“心瘾”密切相关的概念进行了说明，如奖赏系统、工作记忆、注意偏向等。戒毒者可以通过学习这些概念来更加了解自己、了解“心瘾”。

1. 感觉

感觉是人脑对直接作用于感官的客观事物的个别属性的反映。眼睛看到苹果是红色，鼻子闻到花的香味，耳朵听到声音，这都是我们的感觉。

2. 知觉

知觉是客观事物直接作用于感官并在头脑中产生的对事物整体的认知。知觉是各种感觉的结合，它来自感觉，但又不同于感觉。感觉只反映事物的个别属性，知觉却认识了事物的整体。例如，苹果的知觉就是综合于颜色、形状、大小等感觉特征而形成的。

3. 记忆

记忆是人脑对经历过的事物的识记、保持、再现或再认。就像你能记住很多人，回忆起他们的长相和姓名。

4. 工作记忆

指个体在进行认知任务的过程中，暂时地存储信息和加工信息的能力。这个就像计算机的内存，把和目前任务相关的信息进行加工，如进行心算27+15。

5. 情绪

情绪是对一系列主观体验的通称，是人对客观事物的态度体验以及相应的行为反应；人类的 4 种基本情绪是喜、怒、哀、惧。情绪是我们人类的动力系统，它会驱使我们寻求积极的情绪体验，避开消极的情绪体验。

6. 注意

注意是心理活动对一定对象的指向和集中。例如，当你开车时，你会将注意集中到当前的道路情况，有时也会转移注意，观察后方来车的情况。

7. 注意偏向

一些特定的刺激能更快地引起个体的注意，这个过程也许是潜意识的。对于成瘾人群来说，相关线索和高危情境都是能够引起注意偏向的刺激。例如，有一些药物使用后会对和药物相关的线索特别疑惑。

8. 动机

动机是指由特定需要引起的，希望满足各种需要的特殊心理状态和意愿。一个人想要通过做某件事情满足一定的需要，就有了做这件事的动机。例如，肚子饿了，人们就有去购买食物的动机。

9. 内驱力

内驱力是在需要的基础上产生的一种内部唤醒状态或紧张状态，表现为推动有机体活动以达到满足需要的内部动力。口渴、饥饿都是常见的内驱力。责任感、对亲情的渴望、对安稳生活的向往是毒品戒断常见的内驱力。

10. 自我效能感

自我效能感指个体对自己是否有能力完成某一行为所进行的推测与判断。当面对一个任务或目标时，“我觉得我一定可以”就是高的自我效能感；还没开始做就觉得“我不行，这太难了”就是低的自我效能感。提升自我效能感，是维持戒断状态的有效途径。

11. 非条件反射

非条件反射是指人生来就有的先天性反射。膝跳反射、眨眼反射、缩手反射、婴儿的吮乳、排尿反射等都属于非条件反射。

12. 条件反射

一定条件下，外界刺激与有机体反应之间建立起来的暂时神经联系。多次吃过梅子的人，当他看到梅子的时候，也会流口水，这就是条件反射。成瘾人群看到和成瘾物质相关的事物，就想使用成瘾物质，这也是在多次使用成瘾物质的过程中形成的条件反射。

13. 惩罚

惩罚是通过呈现一个厌恶刺激（“积极惩罚”）或消除一个愉快的刺激（“负惩罚”）而使行为减少。增加额外的家务是一个积极惩罚的例子，而让一个犯错的学生失去休息或者玩的机会是负面惩罚的例子。

14. 强化

强化是指通过某一事物增强某种行为的过程。例如幼儿园可以通过发放小红花的方式来奖励做了好事的小朋友，从而养成良好的习惯。

15. 正强化

给予一种正性刺激，为了建立一种适应性的行为模式，运用奖励的方式，使这种行为模式重复出现，并保持下来。

16. 负强化

去掉一个负性刺激。减少或取消厌恶刺激来增加某种行为出现的概率。例如撤销对小朋友的批评等。

17. 社会支持

亲密关系观点认为人与人之间的亲密关系是社会支持的实质。社会支持不仅仅是一种单向的关怀或帮助，而且是互动的。我们和身边亲密的家人、朋友就是彼此的社会支持。社会支持还是一个系统的心理活动，它涉及行为、认知、情绪、精神等方方面面，我们需要觉察到别人对我们的支持，有时候并不是没有社会支持，而是我们看不到。

18. 神经回路

由于神经系统由众多的神经元组成，神经元与神经元又通过突触建立联系，而每个神经元又有大量的突触，于是便构成了极端复杂的信息传递和加工的神经回路。现代科学研究表明，毒品会改变神经回路，产生暂时或永久性的影响。

19. 大脑的可塑性

脑的可塑性是指大脑可以为环境和经验所修饰，具有在外界环境和经验的作用下塑造大脑结构和功能的能力。脑的可塑性的研究在一定程度上说明大脑的某些功能在成人之后仍然可以通过学习和训练习得。

“心瘾”是一种慢性脑病，在使用物质的过程中，物质不断作用于大脑的奖赏系统、记忆系统、注意系统等，长期积累会造成大脑神经元的器质性改变。而大脑的可塑性或许在提示我们，这种器质性的改变也是可塑的。虽然克服“心瘾”是一个漫长的过程，但这也是我们继续前行的希望。

20. 奖赏系统

长期吸食毒品对人体健康伤害极大，一个显著特征是造成成瘾者的奖赏功能异常。这种奖赏功能的改变是由于长期吸食毒品造成大脑的多巴胺传递出现紊乱，使个体与奖赏系统有关的大脑结构和功能发生改变，进而使个体的奖赏阈限（即能够感受到快乐的最低值）提高从而导致奖赏的敏感性降低。也就是说毒品会使你越来越不能感知到平常的快乐，但又无法摆脱大脑对毒品“极致快乐”的渴望，又无法忍受得不到快乐的痛苦，最后仍选择毒品，这就是成瘾。

第二节　吸毒者常见的心理问题

1. 情绪问题

每个人都会有情绪问题，对于吸毒者，各种各样的情绪问题会更突出，焦虑、抑郁、情绪波动、羞耻感等。这些问题可能在使用物质以前就已经存在，吸毒导致的生理变化和社会处境会进一步加深这些情绪。

1）焦虑

很多吸毒者在吸毒前就患有焦虑症，或者焦虑情绪非常严重，在这种负面情绪影响下开始吸食毒品。吸食毒品后，因为脑功能、生理状况、心理状态、社会关系层面都会受到物质的影响，或者因为不能及时得到满足，焦虑会变得愈发严重。与现实性焦虑不同的是，吸毒后的焦虑是一种病理性焦虑。

2）抑郁

同焦虑一样，抑郁可能会使人选择毒品。因为心情太差，寻求一个出口。一旦开始吸毒，人就变得思维迟缓，情感反应差，交流能力下降，觉得生活没有意义，导致长期抑郁，需要不断加大吸食剂量才会感受到快乐。抑郁的人容易选择吸毒，而吸毒会使人变得更加抑郁。

3）情绪波动

过多的负面情绪会让人阴晴不定，作为戒毒者来说，在其戒断反应期间情绪波动更为频繁。由于毒品本身和对戒毒者生活健康的影响，戒毒者会感受到空虚、无聊、压力、心烦意乱、狂躁、恐惧、愧疚等多种情绪，且波动非常大，甚至会完全失控。

4）羞耻感

成瘾和成瘾者的污名化很难避免。戒毒者就像是“有案底”的人，不少人会戴着有色眼镜看待这些人，戒毒者很容易感觉到来自他人的歧视和羞辱，这种羞辱有时是真实存在的，有时是戒毒者自己在内心感到羞耻，从而拒绝援助，抗拒求助，放弃自救。

2. 社会人际问题

对戒毒者来说缺乏家庭和社会支持是很常见的。吸毒往往给家庭带来了巨大的社会压力和经济压力，很多吸毒者的家人无法理解他们，慢慢远离。而且，吸毒者往往自卑、不能接纳自己，会导致对自己的社会支持缺乏领悟能力。吸毒者也难以获得社会的接纳，因此变成“无依无靠”的社会“遗弃儿”。

3. 社会生存问题

戒毒者几乎都要面对两次重大的适应过程：第一次就是初次进入戒毒所时对于戒毒所环境的适应，第二次是戒毒成功后重新回归社会生活的适应。

戒毒者在初次进入戒毒所时是面临一种全新的环境的，需要马上开始培养新的生活习惯、建立新的社会关系和对戒毒民警的信任，这就像是适应一个新的社会。戒毒过程是一个需要强大意志力的过程，戒毒者需要克服躯体上和心理上的各种戒断症状。戒毒所的环境会让戒毒者很容易怀疑和抱怨，但是越快适应戒毒所的环境，就能越快走出成瘾、重归社会。

在回归社会的阶段更需要戒毒者主动适应，由于吸毒经历，戒毒者的社会关系会产生巨大变化，亲朋好友的远离，社会上的歧视等。戒毒者会感到自卑、孤独、无助，事实上戒毒者回归社会就是会面对更多的困难和挫折。对这些困难和挫折有预期、有计划地适应也能让戒毒者更快地重新回归社会。

4. 自我觉察和自我控制问题

1）依赖心理

生理成瘾易除，心理依赖难消。戒毒戒的就是吸毒者的心理依赖，这是吸毒成瘾的本质。一旦生活中出现问题，戒瘾者就会想起吸毒时的“快乐”，进而想要再次获取这种快乐，这就是依赖的心理。

2）意志薄弱

绝大多数吸毒者都想戒毒，甚至对天发誓“不成功便成仁”。但随着戒毒时间的延长，发瘾程度的加重，决心、信心逐渐下降。戒毒者认识到毒品的危害时就会有强烈的戒毒意愿，但本身已被毒品折磨，意志弱化，在开始遇到挫折时就会想要放弃。

3）人格改变

物质滥用会导致人格改变。研究表明，吸毒者都有不同程度的人格缺陷，例如吸毒者成瘾后唯一的生活目标就是毒品，除此之外对什么都不感兴趣，自觉失去了人格、尊严，对家人、社会丧失了责任感，社会功能受损。吸毒者会表现得感情淡薄、自卑，甚至是反社会倾向，在思维方面也是较为偏执多疑、自我封闭。如不及时治疗，会出现幻视幻听、被害妄想、脾气暴躁、暴力倾向、暴力行为或者感觉器官失常等问题。

5. 与精神障碍的共病现象

物质使用障碍与精神障碍存在共病的现象。共病指同时患有物质使用障碍及其他的精神障碍。精神障碍是物质使用的危险因素，同时精神障碍人群中，使用物质的概率高于普通人群。

需要注意的是，共病并不是谁导致了谁，或互为因果的关系。而是同时地、相对独立地存在。每一位戒毒者如果观察到自己可能有共病的现象，就需要去专业的医院寻求帮助，尽早接受治疗离成功戒毒就更近一步。

常见的共病有以下几种情况：

1）抑郁障碍

一项国外的调查显示，在患有或曾经患有抑郁障碍的人中，共病物质使用障碍为24%。国内一项对海洛因依赖者的调查显示，共病重度抑郁障碍的比例为13.5%。

2）双相情感障碍

双相障碍与物质滥用存在很高的共病率。研究发现，共病物质使用障碍的双相障碍患者更容易从抑郁发作转至躁狂、轻躁狂或混合发作。

3）人格障碍

国外调查显示，物质使用障碍者中有50% ~ 90%的个体患有人格障碍，其中反社会型人格障碍和边缘型人格障碍最常见。国内针对海洛因依赖者的调查发现，人格障碍的终身患病率为59.3%，其中反社会型人格障碍终身患病率为40.7%。

4）焦虑障碍

滥用苯丙胺类兴奋剂后的心理效应可以缓解焦虑症状，而各种焦虑障碍又加重了苯丙胺类兴奋剂的滥用，所以存在显著的共病现象。

5）精神分裂症

国外调查显示，精神分裂症患者中物质使用障碍终身患病率为47%。

吸毒者或戒毒者往往会发现自己可能会存在某种精神障碍，即是疑似精神障碍。这时寻求专业的医疗机构的帮助，是解决问题最重要的一步。

第三节　戒毒者的心理自助技巧

无论什么情况下，我们都希望戒毒者在有戒毒需求的第一时间想到外援，去寻求所有可以寻求的帮助，例如戒毒机构、治疗机构、戒毒所等，也可以向周围的任何资源求助。在正规的戒毒流程中或戒毒完成后，你可以选用以下心理自助的小技巧来科学地帮助自己走出“心瘾”的困扰。

1. 提升情绪管理能力的技巧

练习管理自己的情绪，比如在面对痛苦、郁闷的事情、难以掌控的情境、不愿面对的人时，有效的情绪管理能够让生活中的失控情况变得越来越少。

练习一：情绪 ABC 练习（打败非合理信念，管理情绪）

在这个练习中，我们其实是和自己的思维在博弈，打败我们自己的非合理信念，帮助我们克服焦虑、抑郁等常见的消极情绪，增强我们的情绪管理能力，让情绪波动范围恢复正常。尝试发现自己想法中不合理的地方，用更积极的方式来取代它。

A：找出一件引发你消极情绪的事件。（例如：我的家人不理解我，这让我感到孤独、无助与愤怒。）

B：请思考针对 A 这件事情引发了你什么样的想法和信念？（例如：我无法承受家人不理解我的这种孤独和痛苦，我认为他们不喜欢我，排斥我，嫌弃我。吸毒能够让我好一些，在面对极端痛苦的时候我可以放纵自己。）

C：请你连接 B 过程中的非理性信念引发的结果。（例如：吸毒行为）

D：想一想，有没有更好的想法可以替代非理性信念？（例如：吸毒并不能长久地解决我所面对的困境，无助于我想要戒毒的长期目标，甚至会让我变得更加被动。）

E：思维转换：对于激发事件，有没有更合理的解决办法？（例如：我的家人不理解我，我很痛苦，但他们可能并不是嫌弃我，排斥我，不喜欢我，而是他们不知道如何帮助我，有点受挫，他们也很痛苦，也许我可以尝试一些办法让他们知道如何帮助我，并且我要坚持去实现我的长期目标。）

思维方式如下：

为了更好地完成这个练习，提升生活中管理情绪的能力，你可以：①给自己定一个完成时间，例如：每个月一次或者当情绪波动特别大时；②收集每一次的练习记录，欣赏自己的进步（图 3-1）。

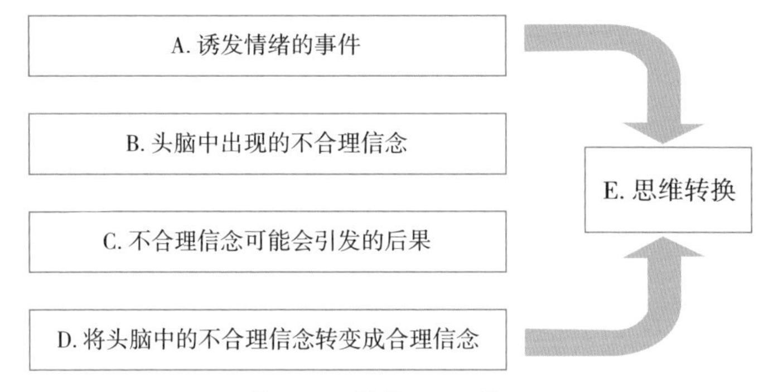

图 3–1 情绪 ABC 练习

练习二：换个角度看情绪（认知重评）

情绪的产生是经历事件—解释—情绪反应的过程。对一件事的情绪反应与我们自己对这件事情的评价相关。

认知重评：当我们对一件事情产生负性解释的时候，通过调整自己对事情的注意点，或者换一个角度看待事件，以获得更充分和全面地理解。

例如：

上级单独让你负责一件事。

解释：上级就是想让我加班。　　情绪：烦躁，不满

重评 1：上级认为我可堪重任。　　情绪：充满信心

重评 2：我可以做好这件事。　　情绪：平静

练习三："镜子前的我"（克服羞耻感）

这个练习能够帮助戒毒者克服羞耻感，是希望戒毒者借助镜子，从直视镜子中的自我开始，逐渐敢于面对自我、面对他人，从直面面对，逐步到接纳不完美的自我和不完美的世界。当然，在这个过程中，最重要的是能够增强战胜目标的勇气和自信。

道具准备：镜子

练习过程：

第一步，站在镜子前，看到身体的上半部分。笔直站立，后跟靠拢，收腹、挺胸、昂首、再做三四次深呼吸，努力体会这个时候自己的能力和决心。

第二步，凝视眼睛深处，告诉自己会得到所要的东西，大声说出它的名字。可以每天做两次，还可以将喜欢的口号，精彩的格言写在镜面上。

2. 提升人际交往能力的心理练习

社会支持是药物成瘾、预防复吸的关键性因素。社会支持因素在戒毒面临压力情境（如排斥、歧视）时起到极大作用，并能很大程度增强自我效能感以缓解社会压力、减少负性状态、维持心理健康。积极的社会支持，如家庭支持、同伴互助等，能够成功地与药物奖赏带来的欣快感抗衡，并且可抵制社会压力带来的负性后果。

练习良好的、主动的人际交往技巧，提升自己的人际关系，同时增加对于社会支持的领悟，都是戒毒者在对抗“心瘾”的路上必不可少的帮手。

练习一：心灵捕手（社交技巧）

在练习中体会与人社交的经验，训练简洁表达自己的感受，能够迈出主动社会交往的第一步。

（1）认真感受与身边人，至少与 1 人的交谈，5 分钟以上。

（2）自己回顾或与对方交流这些感受。

①你与他接触时有何感受？

②你应用了哪些社交小技巧？

③你和对方分别有哪些做得好或不好的地方？

④在下一次社交场合，你觉得应该如何改进？

⑤与同事 / 上司争执而勉强从命时，你有何感受？

⑥有人与你谈论信仰，你坚持“自己的意见”，事后你有何感受？

练习二：社会支持原子图（社会支持领悟能力）

对每一个人来说，身边有人能让自己感觉被关心、被支持都是非常重要的。这样我们才能更加相信自己的价值，在我们感到迷茫和无助的时候，才会有源源不断的能量支持着我们。这个练习中，希望你可以充分地相信自己、相信别人。在练习之后，也希望能引发你更深刻的反思：我们要怎样去回馈这些曾经给予我们爱和关心的亲人或朋友？要怎样做才不会让他们失望（图 3-2）？

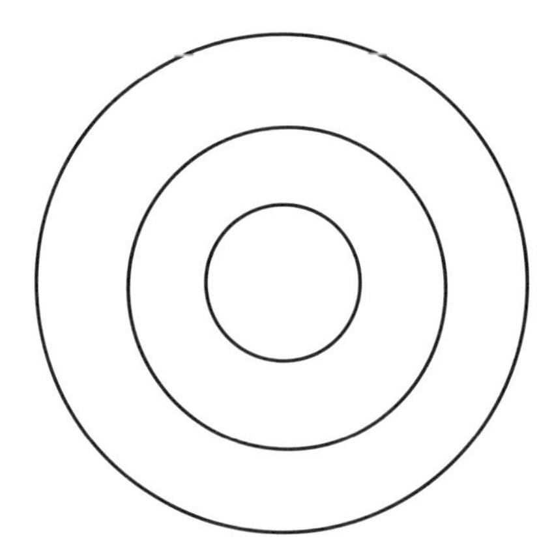

图 3-2　社会支持原子图

练习过程：

（1）在圆心的小圆中写下对你最重要的人。

（2）在中间层的圆中写下对你有着很重要的影响的家人或朋友。

（3）在最外层的圆中写下对你有过影响的人。

每个圆中可以填写的内容数量不限，至少填写一个。填写完成后请你认真回想这样三个问题：

（1）这些人做过哪些事情对你产生深刻的影响？

（2）这些事让你有什么样的感受？

（3）身边的人会做出支持你、关心你的事情是因为什么？

3. 提升社会生存能力

寻找支持系统，提升自己的适应能力（社会交往能力）

练习一：领悟社会支持

人的一生中都会遇到一些可预期和不可预期的事件，需要自身资源以及外部资源的支持，一个人所拥有的社会支持网络越强大，就越能够很好地应对来自外部的挑战（图 3-3）。

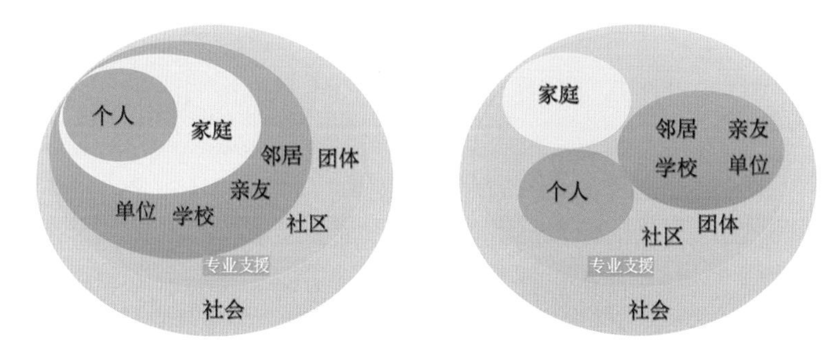

图 3-3 社会支持网络

练习过程：

第一步，评估自己当下的社会支持系统。当我们想要去建立健全社会支持系统时，可以先看看现在有什么。很多时候当我们去描述自己的困难的时候，其实都会采取某种特定的角度，因此看到的只是其中一面。接下来我们尝试去看看有没有受到周围环境的影响，或者是有没有一些自己之前想不到的可以改善现状的资源或是可以获得的帮助。具体可以通过以下这几个方面进行评估。

（1）所在城市、区域（就近原则）。

（2）居住情况：与家人同住、与伴侣同住，自己独居、合租、单位宿舍等。

（3）工作情况：工作类型、与同事的关系。

（4）朋辈交往：参加团体（信仰、兴趣）、朋友圈子。

（5）家庭关系：核心家庭关系、扩展家庭关系。

（6）所在社区的资源：社会服务机构、医疗卫生机构、危机干预组织、禁毒社工、民警等。

（7）经济状况：收入、欠债、积蓄。

（8）身体健康及戒毒状况。

（9）有困难时，可以找到什么人和机构帮助我？

第二步，以发展的视角建构支持系统。戒毒人员应以戒毒成功和未来发展为底线，思考自己缺少哪些资源、需要哪些资源、这些资源带来多大改善，以及构建社会支持系统时可能需要处理的关系和问题。同时，向内看看自身的资源，探索自己的价值和能力。

第三步，了解和熟悉可利用的社会资源，促进跨系统的合作。大家可以去当地民政局的网站，看看有些非营利团体和机构的注册信息，了解工作内容及工作方式。其实，戒毒者可以主动通过戒毒民警和禁毒社工获取可靠的、有效的社会资源，有时候我们对某一领域的认知是有局限性的，戒毒者面临的往往是一连串的问题，若戒毒者能通过一些社会资源作为建设支持的入口，尤其是依靠禁毒社工，能很顺畅地获得更多支持，那么也能更好地促进专业的合作关系，形成强大合力。

4. 自我觉察和自我控制能力提升的小训练

练习一：天生我才（自我觉察）

在练习中形成对自己的正确认知，建立自信，独立起来，摆脱依赖心理。只有相信自己，才能战胜我们面对的困难，才能走出现在的困境。

（1）伸出手掌，在纸上画出自己手的轮廓。

（2）五个手指分别对应：我最成功的一件事情、我最欣赏哪一个自己的外表、我最欣赏哪一个自己的性格、我最欣赏哪一个自己对朋友的态度、我的一个优点。

（3）定期练习和反思，也可以交叉进行缺点反思，将所有纸张保存，定期回顾，逐步形成对自己系统、客观的认识。

练习二：“心瘾”记录表（自我觉察）

在使用物质的过程中，物质带给我们的心理感受会引发我们对它的强烈的心理渴求，而在戒断过程中，成功地面对自己的“心瘾”是我们要实现的目标之一。

“心瘾”常常能够被一些事物诱发，当遇见与物质使用相关的线索，在奖赏系统、工作记忆和注意偏向的病态工作情况下，会激发戒毒者的心理渴求，而且这些心理渴求常常很激烈，对使用物质的行为有着推动力。这种能诱发“心瘾”的因素我们一般称之为高危情境。

与成瘾物质相关的环境或东西：曾经吸过毒的房间、沙发、酒吧、俱乐部、旅馆、澡堂、商场、公园、厕所；吸毒的工具如锡纸、针管或者毒品本身等；

（1）一些消极情绪：无聊、生气、悲伤、孤独、内疚、恐惧、焦虑等。

（2）一些积极情绪：过度的快乐、兴奋、轻松等。

（3）与吸毒相关的人：曾经的“毒友”、毒贩、雇主、约会对象。

（4）身体上不舒服的感觉：头疼、胸闷等。

（5）一些社交行为和社会关系变动：会见“毒友”、团体聚会、发薪日、债主来电、上班前下班后、出游、性生活、重要日子等，和家人吵架、与男 / 女朋友分手等亲密关系的波动。

针对以上高危情境，我们能够有效地找到它并用强大的意识去战胜它，也是在我们戒断路上的重大胜利。

练习过程：

请你将自己的高危情境和对应的内容填写在表 3-1 中。你可以先试着回想，尽可能多地将自己能够回想到的诱因填写在表格中，如果觉得自己不能回想全部，也可以在戒毒的过程中，每次遇到高危情境，就收录到表格中，并完成表格中相对应的内容：

表 3-1　“心瘾”记录表

序号	是什么引发了我的心理渴求？	这引发我多大程度的渴求？（1-10 评分）	我是怎样面对这件事 / 情绪的？	有没有更好的方法来面对？
1				
2				
3				
4				
5				
6				
7				
8				
…	…	…	…	…

5. 培养目标感和自我效能感

练习一：希望金字塔

请在以下金字塔中按照要求填写你的目标，让我们在实现自身目标的道路上充满希望（图 3-4）。

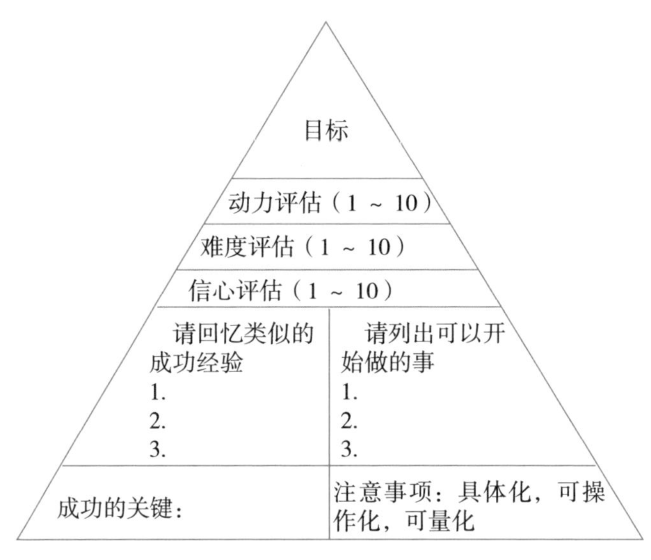

图 3–4　希望金字塔

练习二：三件好事

这是一个非常简单的心理练习，但是坚持下去能够有非常神奇的收获。

请你在你的笔记本或日记本上，每天坚持写下今天这一天发生的三件好事，当然也可以写下更多。这三件好事不一定是“惊天动地”的大事，也可以是任何让你觉得幸福快乐的小事，比如吃到了美食、见到了想见的人、做某件小事的时候很顺利等。

日期：

我今天要记录的三件好事分别是：

第一件好事：____；

第二件好事：____；

第三件好事：____；

6. 接纳自己

有些人认为接受自我就是接受这样一事无成的自己，不再努力奋斗，索性自暴自弃。首先要澄清一个概念，接纳自己不等于接受自己，接纳是一个人从内心珍视自我，关注自我。接纳是全面接受自己的所有特点，不论这个特点是积极的，还是消极的。接纳自己就是接纳自己的外貌、在不正确的负面评判面前保护自己、注重自己的感受并相信自己。接纳自己的优点，相信自己的能量；接纳自己的缺点和不足，是我们战胜缺点的第一步。

接纳是全方位的，在戒毒过程中，能够接纳自己对成瘾行为的无能为力，积极寻求外援是一个至关重要的开端。

练习一：寻找外援

第一步：我们需要承认，在对待成瘾的问题上，我们自己已经无能为力。因为它使我们的生活变得失去控制。那么，不去控制，接纳这种无能为力。

第二步：相信有一种超越我们自身的力量能够帮助我们恢复心智。比如我们的亲密关系，我们所处的家庭、团体、社区、组织，都可能成为这种更高的力量。

第三步：向这种更高的力量求助，请求这种更高的力量照顾我们。

如果成瘾是一种疾病，则难以依靠自身自愈，可以在已经进入戒毒状态下补充心理自助技巧。承认自己的成瘾，然后承诺寻求治疗帮助，这是在早期康复中做出的关键的，但往往是困难的决定。但如果你真正地接纳了自己，这就是戒毒最好的开端。

练习二：正念冥想练习

正念，是个体有意识地把注意维持在当前内在或外部体验之上，并对其不做任何评判的一种自我调节方法。正念冥想是常见的正念练习。在冥想的状态中个体对于自身的感受、情绪和应对进行有意识地觉察和区分。并且冥想对情绪、情感都有一定的调节作用，对认知能力也有一定的提升作用。

冥想有时会需要一个指导语，有条件的可以在网上搜索指导语并跟随指导语进行正念冥想练习。

正念指导语：

我躺在美丽的大海边，沙子又细又柔软。我感到很舒服。我躺在温暖的沙滩上，一缕阳光照射过来，我感到温暖、舒服。耳边想起了海浪的声音，我感到温暖而舒服。一阵微风吹过来，我有一种说不出的舒畅的感觉。微风带走了我的思想，只剩下一片金色的阳光。海浪不停地拍打海岸，我的思绪随着海浪的节奏，涌上来，又退下去。温暖的海风吹过来，又离去，带走了我的思绪。我感受到沙滩的柔软，海风轻缓，阳光温暖。蓝色的天空和大海紧紧地笼罩着我，阳光照遍我的全身，我感到身体暖洋洋的，阳光照在我的头上，我感到温暖和沉重。

轻松暖流，流进我的脖子，我感到温暖和沉重。我的呼吸变慢变深。轻松暖流，流进我的右肩，我感到温暖和沉重。我的呼吸变慢变深。轻松暖流，流进我的右臂，我感到温暖和沉重。我的呼吸变慢变深。轻松暖流，流进我的右手，我感到温暖和沉重。我的呼吸变慢变深。轻松暖流，又流回我的脖子，我感到温暖和沉重。我的呼吸变慢变深。轻松暖流，流进我的左肩，我感到温暖和沉重。我的呼吸变慢变深。轻松暖流，流进我的左臂，我感到温暖和沉重。我的呼吸变慢变深。轻松暖流，流进我的左手，我感到温暖和沉重。我的呼吸变慢变深。我的呼吸变慢，变得越来越轻松。心跳也越来越慢，越来越有力。轻松暖流，流进我的右腿，我感到温暖和沉重。我的呼吸变慢变深。轻松暖流，流进我的右脚，我感到温暖和沉重。我的呼吸变慢变深。轻松暖流，流进我的左腿，我感到温暖和沉重。我的呼吸变慢变深。轻松暖流，流进我的左脚，我感到温暖和沉重。我的呼吸变慢变深。

我的呼吸越来越轻松，越来越深。轻松暖流，流进我的腹部，我感到温暖和轻松。我的呼吸变慢变深。轻松暖流，流进我的胃部，我感到温暖和轻松。我的呼吸变慢变深。轻松暖流，流进我的心脏，我感到温暖和轻松。我的呼吸变慢变深。轻松暖流，流进我的全身，我感到温暖和轻松。

我整个身体变得平静，心里也平静极了。我已经感觉不到周围的存在了，我安静地躺在大自然中，感到非常轻松、非常自在。

另外，在冥想练习中，米歇尔·麦克唐纳的正念训练方法（RAIN）也会对戒瘾者有很大的助益。

识别 / 放松（recognize/relax）：识别出正在腾起的东西（如你的渴求），放轻松；

接受 / 允许（accept/allow）：就让它在那儿；

探究（investigate）：探究身体的感觉、情绪和想法（如问自己："此时此刻，我的身体或思维里发生了些什么？）；

注意（note）：关注每时每刻发生的事情。

7. 塑造积极心理

积极心理学可以塑造一个更加健康、幸福的人生。积极心理学之父塞利格曼在幸福 2.0 理论中提出了 PERMA 理论，认为幸福人生的五个要素分别是：积极情绪（positive emotion）、投入（engagement）、人际关系（relationship）、意义（meaning）、成就（accomplishment）。积极的人生都是由一点一滴的小事积累起来的，让我们从现在做起吧。

练习一：练习积极的心理暗示

有一个心理学家为了验证心理暗示的作用，做了这样一个实验：吗啡作为镇痛剂常常被使用，但是也会带来很多隐患。科学家在实验的最后一天，偷偷用生理盐水替代吗啡，但是告诉患者他使用的是真正的吗啡，结果患者反馈镇痛效果很好。这正是因为心理暗示的作用。

所以每天给自己一些积极的心理暗示也是非常重要的，例如，当你感到坚持不下去的时候，暗示自己我只是遇见了一些小麻烦，很快它就过去了。

练习二：坚持 7 件小事，提升幸福感

（1）阅读：养成学习的习惯，让自我在学习中成长。

（2）坚持运动：坚持运动有助于缓解我们在生活中遇到的冲突和压力带来的紧张感。

（3）写日记：可以参考之前练习中的“三件好事”练习，科学证明这样的记录可以重温这些积极情绪，从而提升幸福感。

（4）练习宽恕：想象让自己不愉快的场景，在想象中练习宽恕这些人和事，让自己从不愉快的环境中挣脱出来，让它们烟消云散。

（5）帮助他人：帮助他人是提升幸福感最可靠的办法，哪怕这件事情很小。

（6）接近乐观的人：情绪具有传染性，多感受，多表达，多接触让你开心的人，你也会变得更加乐观。

（7）学会放空自己：给自己一点空间，什么都不想。

8. 有氧运动与抗阻运动

有氧运动和抗阻运动被证明对药物成瘾者是有确切的帮助的，如缓解负面情绪、减轻戒断症状，改善大脑结构和认知功能等。研究证明，有氧运动能促进奖赏通路适应性重塑，塑造积极的人格。这对于抑制药物成瘾者的渴求心理具有重要意义。常见的有氧运动有游泳、慢跑、滑冰、骑自行车、打太极拳、跳健身舞、做韵律操等。抗阻运动是肌肉在克服外来阻力时进行的主动运动，阻力可由他人、自身或器械（如哑铃、沙袋、弹簧、橡皮筋等）提供。

坚持一项有效的运动对于戒毒者的帮助非常大，在回归社会的过程中戒毒者可以坚持一项或多项自己感兴趣的运动。可以在网络上下载或搜索一些运动辅助的 APP 来提升训练技巧，养成运动习惯。

9. 社会心理康复治疗

在专门写给戒毒者或想要戒毒但还在犹豫的人的心理自助技巧中，有一个非常强烈的建议就是：推荐所有的戒毒者积极寻找可以获得的资源，尽量寻求更多来自专业的和社会的帮助。在戒毒这条路上，要相信专业的力量，例如可以参与社会心理康复治疗。

（1）生活技能训练：参与一些生活技能训练的课程，提升自己的生存技巧。

（2）家庭治疗：寻求身边家庭治疗的帮助，改善家庭关系，借助家庭的力量走出“心瘾”的阴影。

（3）参与自助组织：强烈建议戒毒者参与戒毒自助组织，如匿名吸毒者协会（NA）、匿名可卡因协会（CA）、治疗集体（TC）等，接受各种心理、职业、教育、家庭的辅导，学习各种知识，接受各种技能训练，重新实现社会化。

（4）集体心理治疗：参加专门针对药物成瘾者的集体心理治疗，包括集体心理分析疗法、集体人际疗法、集体格式塔治疗、集体理性情绪化治疗、心理剧治疗等。集体心理治疗是将药物成瘾者组成治疗小组，在心理治疗师的引导、启发与帮助下，定期集会，采用各种心理治疗技术，促进精神活性药物的戒断和药物成瘾者的康复。治疗期间成员可以通过相互之间的交流与交往，产生一种共同归属感，相互理解、认同和接受，可以提供积极的同伴压力和社会支持。

（5）认知行为治疗：通过认知疗法的学习，识别和触发心理渴求的情绪和环境因素，训练患者应付内外应激、负性情绪以及高危情境的方法。

练习

心理自助是你帮助自己的小技巧，希望你能为自己做更多的努力！

（1）你在吸毒之前的理想是什么？现在需要怎样执行你的理想？

（2）你的家庭和朋友都给了你什么样的社会支持？你想为他们做什么？

（3）如果想让更多人接纳你，要怎么做？

（4）你现在面对的最大困难是什么？要怎样克服这个困难？

（5）你会自己向社会上的各种组织和资源寻求帮助吗？若不知道怎么去寻求帮助怎么办？

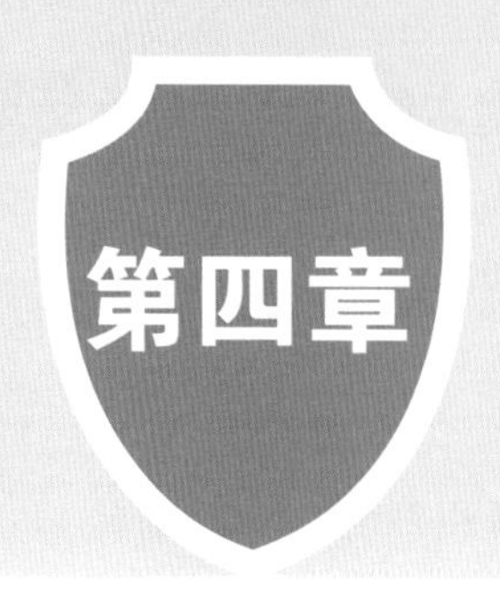

第四章 戒毒过程中可寻找的帮助

戒毒是一个漫长曲折的过程，只依靠个人的力量很难战胜毒瘾，因此需要借助一些其他的资源，帮助戒毒者早日回归社会。本章主要为戒毒者提供一些戒毒知识，常见方法以及一些就业和处理人际关系方面的资源，同时提供了一些简单实用的技巧供参考。本章第一节是关于我国四种常见戒毒模式的介绍；第二节为我国常见的几种戒毒方法；第三节提供了一些就业、建立人际圈和家属援助的资源。

导致成瘾的药物可以通过不同的途径促进中脑边缘系统多巴胺的分泌，从而产生欣快的感觉，但是这种“快乐”是破坏性的，是没有尽头的无底洞，而且后果极为严重，使吸毒者被人歧视，导致其违法犯罪，破坏家庭关系，损害正常的人际关系。因此，克服毒品的上瘾状况是一个巨大的挑战，康复过程中除了戒毒者自身的意志以外，还需要完善的社会支持网络，以及必要的护理和专业的协助。在戒毒前期需要正规的康复中心提供专业的护理监督和医疗干预来缓解戒断的不适症状。

面对成瘾，戒断的意愿是最重要的，但是只依靠戒毒者自己是很难战胜成瘾的，这一趟艰辛的长途旅行，需要利用相关资源来帮助自己，保持清醒和操守。当前对于吸毒者的管理趋势包括实行分类评估、分级管理、综合干预，纳入网格化社会管理服务体系，采取自愿戒毒、社区戒毒、强制隔离戒毒、社区康复等多种措施，帮助吸毒者戒除毒瘾。在戒断康复的过程当中，最重要的是避免再次接触毒品，包括避免参与毒品相关违法犯罪活动，远离吸食毒品相关的环境，拒绝“毒友圈”等等。成瘾者日常中配合相关部门的检查，在发现涉嫌毒品违法犯罪信息时，应当立即采取停止传输或者消除该信息等措施，防止信息扩散，保存有关记录，并向公安机关和有关主管部门报告。

第一节　四种不同的戒断模式

1. 自我救赎

随着吸毒时间的增长，吸毒者发现毒品的各种危害之后，就产生了成功戒断的前提——自身戒毒的意愿。自愿戒毒是一项有益于身心健康、家庭幸福、工作顺利的选择。而且我国目前鼓励吸毒者自行戒除毒瘾，可以自行到具有戒毒治疗资质的医疗机构接受戒毒治疗。对自愿接受戒毒治疗的吸毒者，按照《中华人民共和国禁毒法》的规定，公安机关对其原吸毒行为是不予处罚的。这是只有一次的重要机会，因为自愿戒毒就会进入动态监管当中，若自愿戒毒者失败，再次被发现时就需要在监管环境下戒毒了。

戒毒者自我救赎时可以寻求哪些机构的帮助呢?

在我国自愿戒毒可以请求的机构包括以下 3 个方向。

1）治疗机构

治疗机构包括精神卫生中心和私人的心理咨询机构，我国在市一级地区都有相应的精神卫生中心，有条件的戒毒者可以到省会城市的精神卫生中心寻求帮助，而且大多数的精神卫生中心都有咨询的业务。心理咨询机构可以协助深入地去理解戒毒者的心理结构，但是几乎每一位戒毒者不仅会有躯体的不适，还会有精神方面的症状，面对焦虑、睡眠障碍等症状，药物的干预是更加有效的，因为心理咨询师是无法进行药物干预的，所以戒毒者最好是在控制症状的基础上进行心理咨询会更有效果。

2）私人戒毒机构

目前社会中有很多独特戒毒模式且提供长期治疗康复的机构，可以很好地保护患者隐私，同时针对戒毒者提供个体化以及系统长期的方案帮助，解决戒毒者的家庭、社交、工作、心理等问题。但戒毒者需要认真考察机构的专业性，尤其是宣传“短期”戒断的机构更应排除。此外，由于国家规定戒断需要在有医疗资质的机构进行，因此私人戒毒机构更多是起到心理服务方面的辅助作用。

3）免费戒毒机构

我国在部分城市设有免费戒毒机构，康复时间需要三个月左右，例如广东省三水戒毒康复管理所、北京市天康戒毒康复所、重庆市戒毒康复所等。这些机构大多是政府为了帮助禁毒工作而出资建设的机构，除了免费之外，还可以保护个人隐私。在自愿戒毒机构当中吸毒者可以接受艾滋病等传染病的预防和咨询教育，以及符合规范的脱毒治疗、心理康复、行为矫治等多种治疗措施。

2. 社区戒毒

社区戒毒是什么样的形式？在社区可以寻求什么样的帮助？

戒毒者在自我救赎的过程中，如果再次使用毒品被发现之后会进入社区戒毒动态管控系统。社区戒毒就是指在社区的牵头、监管下，整合家庭、社区、公安以及卫生、民政等方面的力量和资源，在社区里戒毒。社区戒毒需要签订协议书，并且遵守其中的规定，并且社区对于工作、学习和正常生产生活的影响较小。社区戒毒时间一般是三年，在收到责令社区戒毒决定书之日起 15 日内开展。

另外，社区戒毒带有一定的强制性，是不可以拒绝的。谨记社区戒毒期间不可以使用毒品，遵守社区戒毒协议的内容。戒毒者可以在社区戒毒获得很多帮助，可以向社区寻求包括职业技能培训、职业指导以及就学、就业、就医援助，心理治疗和辅导等帮助。

3. 监督管理下的戒毒

什么情况下会被执行强制戒毒？监督下的戒毒有哪些帮助？

当提到强制戒毒时，戒毒者可能都会有抵触，因为这是强制的过程，同时被限制了自由。但是强制戒毒本身是国家提供资源帮助自愿戒断困难的人员所安排的措施，因此也可以将其视为一种强戒的资源。按照《中华人民共和国治安管理处罚法》及相关规定，吸毒是违法行为，会导致罚款和拘留的惩罚。我国对于毒品零容忍的态度提示不要抱有侥幸心理，使用毒品一定会被追查，在社区动态监管中第二次发现吸毒行为之后就需要强制戒毒。戒毒人员可以在强戒所内进行科学规范的戒毒治疗、心理治疗、身体康复训练以及卫生、道德、法制教育，接受职业技能培训。自愿参加或者成瘾严重，以及参与毒品有关的违法活动一般需要完成为期 2 年的隔离戒毒，流程包括前 3 个月至 6 个月在公安机关的强制隔离戒毒场所先行强制隔离戒毒；后续在戒毒管理机关的强制隔离戒毒场所继续执行强制隔离戒毒。这两个阶段的场所有些是在一起，有些是分开的机构进行。

按照相关法规，各地会设立专门接收病残吸毒者的强制隔离戒毒场所，并且病残吸毒者收治的具体办法由各地公安机关、司法行政部门会同卫生健康部门制定。在此过程中，如果有正当理由可以请假离所，一般不超过 3 天，患严重疾病也可以外出就医，或根据状况变更为社区戒毒。部分戒毒康复场所会组织戒毒者参加生产劳动，应当参照国家劳动用工制度的规定支付劳动报酬。

4. 社区康复戒毒

强戒结束后还有什么管理措施？社区康复有哪些注意事项？

强戒所是完全远离毒品的环境，但是出所之后就会遇到很多的诱惑和更加复杂的环境，为了帮助戒毒者继续保持戒断，社区康复戒毒作为其补充和延伸应运而生。在结束强戒后，戒毒者需要继续接受社区康复戒毒（不超过三年），一般由强戒机构与户籍所在地或者长期居住地对接，通知当地街道办事处、乡镇人民政府，及时将社区康复人员接回。

戒毒者在社区康复戒毒期间，要注意及时向公安机关要求的街道办事处、乡镇人民政府报到，并签订社区康复戒毒协议，同时注意在社区康复戒毒期间严禁吸食、注射毒品等严重违反社区康复戒毒协议的行为。一定要遵守社区康复戒毒协议，因为社区康复戒毒专职工作人员会按照有关规定及时向公安机关报告相关情况，不遵守会导致强制隔离戒毒，且不得提前解除。在社区康复戒毒时，出入一些场所可能会受到公安机关的检测，包括入住酒店、网吧、乘坐飞机等需要身份证的场所，所以在三年社区戒毒结束之后，记得向公安机关申请取消社区康复戒毒。

在社区康复戒毒期间，利用好药物维持治疗的资源可以降低渴求感，降低违法犯罪和疾病传播的风险，对于符合参加戒毒药物维持治疗条件的戒毒者是一项很好的选择。戒毒者需要向戒毒药物维持治疗机构提出申请，戒毒药物维持治疗机构会在收到申请材料之日起五个工作日内，书面告知申请人是否可以参加治疗，并将审核结果报送戒毒药物维持治疗机构所在地公安机关备案，之后戒毒者再与戒毒药物维持治疗机构签订自愿治疗协议，就可以开始进行药物维持治疗。戒毒药物维持治疗期间，戒毒者要记得遵守自愿治疗协议和治疗制度，按时接受毒品检测和其他相关医学检测，切忌干扰医疗机构正常的诊疗秩序。

禁毒社会工作可与社区康复戒毒相结合，致力于为戒毒者提供更多的社会支持，但我国禁毒社会工作发展相对缓慢，当前正在加大禁毒社会工作者配备，建立健全政府禁毒社会工作服务制度，不断完善和规范服务标准、合作机制。只有将成瘾行为所造成的家庭、生活、社会等问题进行妥善的处理，才能更好地解决毒品问题，预防戒毒者复吸的发生（图 4-1）。

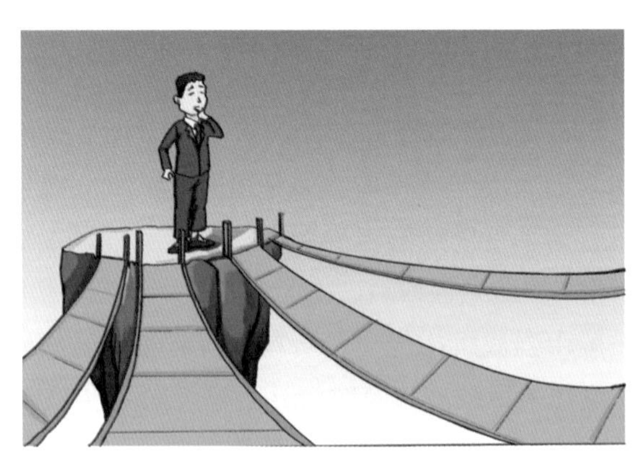

图 4–1　绝境中的选择

戒毒知识网站：

中国禁毒网　　http：//www.nncc626.com/index.htm

绿橙丝带戒毒网　　https：//www.lvchengsidai.com/

杜新忠戒毒网　　http：//www.jhak.com/

免费戒毒机构：

吉林省九台戒毒康复所官方网站	http：//www.jljdkf.com/
北京市监狱监管局	关注微信公众号“北京戒毒与监狱”
重庆市戒毒管理局	关注微信公众号“重庆戒毒”
湖南省白泥湖戒毒康复所	关注微信公众号“湖南省白泥湖戒毒康复所”

第二节 常见的戒毒方法

自从《戒毒条例》于2011年6月22日实施以来，我国物质成瘾的心理社会干预的发展取得了巨大的进步。目前有越来越多的针对成瘾药物依赖的联合药物治疗和行为干预措施，旨在探索出一种应对不同环境、不同治疗阶段以及不同患者针对性干预方法。不同的心理治疗模型基于不同的假设，在经过和对照组比较证明其有效性之后就可以进一步地推广。无论是在医院，还是在社区以及强制戒毒所，常见的戒毒方法有以下三种。

1. 自然戒断法

自然戒断法也被称作冷火鸡疗法或干戒断法。就是强制停止毒品使用，监护情况下任其戒断症状自然发展。这是一种传统的戒断的方法，在这种戒断方法中戒毒者要有坚强的毅力，忍受戒断症状的折磨。毒品（鸦片、海洛因等阿片类毒品）戒断反应的高峰持续时间一般是在36～72小时，因此只要熬过3天后，症状便会开始好转并减轻，7～10天后绝大部分戒断症状都能消退。如果戒毒者吸毒时间不长、吸毒量不大、毒瘾不重、身体状况良好，且有一定毅力，那么这种方法有一定的作用。但是对于毒瘾深重、年老体弱、有严重并发症以及严重多药滥用的吸毒者，这种方法便不可取，戒毒者很容易因为不堪承受犯瘾的折磨而发生自残、自伤、自杀等行为。因此，戒断过程最好是在有医疗防护措施的机构进行，例如戒毒医院或强戒所等。

这种方法更直接地针对戒毒者生理症状的克服，最终的目的就是生理脱毒，但对于整个戒毒过程来说，更重要的是要克服复吸的强大对手——

“心瘾”。从这个角度来看自然戒毒法是整个戒断过程的基础。

2. 药物戒断法

药物戒断法也被称作替代疗法或替代递减法。这种方法是通过给戒毒者服用另一种成瘾性更低的药物，通过逐量减少来帮助戒断。需要注意的是，这种疗法具有一定的个体针对性，替代药物的选择需要综合戒毒者的成瘾物质、成瘾程度等方面进行具体确定。同时，这种方法的优势也很明显，对于戒毒者来说，痛苦相对较少，并发症少，戒断反应期没有那么难熬。但是对于心理上的依赖性，药物戒断法的作用还是有一些局限，要消灭“心瘾”这个对手，我们还需要更加严密和完善的方法来更好地实现。

3. 心理治疗方法

心理治疗方法是指各种专业的心理治疗技术在戒毒领域内的专业化，对戒毒者进行专业的心理干预，使戒毒者脱离毒瘾的同时也能战胜“心瘾”。心理治疗的目标包括但不限于恢复戒毒者的心理健康，拓展社交能力、发展社会关系、提高自我认可和自我效能、培养强大的心理防线等。戒毒领域常见的方法有如下几种。

1）认知行为治疗

一般也被称为 CBT（cognitive behavioral therapy）疗法，这种方法强调的是人的情绪来自人对所遭遇的事情的信念、评价、解释或哲学观点，我们通过矫正自己的不合理的信念和认知来增强自己对“心瘾”的认识能力和控制能力，典型的方法有情绪 ABC（见上文）等。

2）正念内观

正念是以一种特定的方式来觉察，即有意识地觉察、活在当下及不做判断，使意识不在虚拟的思维世界里发散、徘徊，而是专注于现实的事物。正念对于戒毒者有一种更为广泛的培养健康的心理韧性和心境的作用，对于抑郁、焦躁、焦虑、无助等典型的戒断期间的剧烈情绪有显著的改善作用。

3）团体心理治疗

团体心理治疗指的是用团体心理辅导的方式，对戒断群体进行周期性的、有针对性的团体辅导，以起到改善戒毒者心理健康的作用。团体治疗目前在戒毒所内开展的内容还是比较丰富的，比如针对社会关系，改善心理弹性、增强人际交往能力等方面均可以通过团体心理治疗的手段进行心理辅导。

不论是什么样的戒毒方法，最终目的都是帮助物质成瘾者在摆脱生理的戒断症状后更彻底地摆脱自己对物质的执念，也就是他们的“心瘾”，从而让戒毒者的戒断之路走得更加地坚定、更加地彻底。

第三节　其他资源

在戒毒过程中戒毒的前提是自愿，生理脱毒可以通过强制远离毒品，但是“心瘾”却与戒毒者的家庭、生活、社会关系等息息相关，如何去建立正常的交际圈，远离“毒友圈”？在强戒结束后怎样找到就业的援助？家人如何更好地帮助戒毒者？要处理好这些问题需要寻求各种其他资源的帮助。

1. 第一次接触毒品之后如何保护自己

正常情况下没有人会主动吸毒，一般都是被人诱惑的，或者是被骗着说可以治病、减肥之类的，或者是被人暗害投毒导致，这种无妄之灾的到来有时候防不胜防，但是万一遇到这种情况也不要着急，发现之后先保护自己的安全，立即报警。在脱离了危险的环境之后，根据自己身体的状况做出相应的处理，如果使用的量比较少，需要进行一些促进代谢循环的措施，使毒品尽快代谢掉，比如适量运动、多饮水、泡澡等，如果使用的量比较大，要及时就医，进行洗胃、输液等对症处理措施，必要时需要住院观察进一步治疗。

在此之后需要进一步咨询专业人士，2020 年我国禁毒社工的体系已基本完善，各地都可以找到戒毒中心，可以向当地的工作人员咨询，协助判断是否需要戒毒，以及戒毒的方式方法。同时牢记此次的教训，避免再遇到类似的处境，和此前接触的人断绝联系，避免滑向无尽的深渊。

但是也有很多人面对毒品的诱惑没有及时远离，一步一步走向成瘾的阶段，这个时候想戒断就会变得更困难了，需要借助身边的资源，这就需要因人而异地去寻找。大多数时候吸毒者想要寻求家人的帮助，但是却害怕被责骂，限制自由，送交监管机构等后果，因此不敢向家人寻求帮助，错过早期最佳的戒断时机。必须意识到一点就是问题迟早是要面对的，如果家人能提供帮助应当尽早去寻求支持，在没有完全成瘾之前戒掉毒瘾，回归正常的生活。另外，在家庭关系不能成为戒断的助力的时候，需要去寻找其他的资源来帮助自己。

学会拒绝毒品是一个关键性的问题，若碍于情面，或者毒友数量众多，不能及时拒绝，获得毒品的可能性就会增加，后期复吸的可能性就会更高。此外还有一个关键的问题就是毒品本身对于大脑会有损害，成瘾患者自知力降低，并不认为自己是有错的，这也是很难离开毒友圈的另一个原因。

2. 如何与“毒友圈”断绝联系?

毒品种类的不同，使用后的症状也不同。阿片类毒品，如海洛因、吗啡等有镇静的作用，使用后会相对安静，但是兴奋剂类毒品，如冰毒、麻黄等会让人异常兴奋，总想找事来做。使用兴奋剂类毒品更易抱团形成“毒友圈”，一般而言“毒友圈”是戒毒者最危险的复吸诱因，因此建立正常的交际圈在戒断过程中是极其重要的。

最有效的方法是在条件允许的环境下，离开之前的吸毒地区。因为熟悉的环境本身也是一种复吸的诱发因素。

坚决地回避和毒品相关的信息是一种有效的拒绝方式，要坚定信念，了解毒品的危害，明确毒品交易是违法行为。那么在表达自己的意愿之后就会发现拒绝也不是那么难。

3. 怎么做到拒绝毒贩或者“毒友”?

常见的拒绝毒贩和毒友的方式有三种：

（1）“家人不让吸毒了。”我们把这类拒绝的方式叫作被动式，这种方式会显得戒毒者戒毒的决心不大，信心不足，给对方留有余地。对方会认为你自己不想戒毒，戒毒只是家人的愿望，会继续劝你买毒或吸毒，你可能会经不住对方的诱惑，被诱发出吸毒的借口和毒瘾。

（2）“你再来找我，我就不客气了。”攻击式，结果虽然是成功了，但可能会导致戒毒者与对方之间发生言语甚至肢体上的冲突。

（3）“我戒毒了，以后也不再吸了，请你以后不要在我这里再提毒品的事情。”果断式，表明了戒毒者的戒毒决心和态度，又避免了身心伤害，让对方也无话可说（图 4-2）。

总之，最有效的拒绝方式就是果断式，既能拒绝毒品又能避免负面事件的发生。虽然上述所说的都懂，但是可能许多戒毒者对于说“不”感到心虚、不舒服，或者内心很矛盾，不能坚决有力地拒绝，最终可能无法摆脱毒品。因此，建议戒毒者先和家人一起做角色扮演的练习，戒毒者可以作为毒品提供者，家人作为戒毒者，也建议多名家人依次参与，充分进行沟通练习。

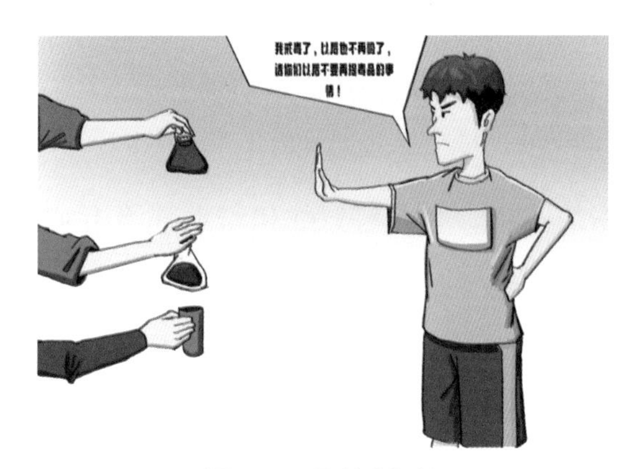

图 4-2　果断式拒绝

4. 戒毒人员回归社会后，哪里能提供就业支持?

一份体面的工作能够帮助戒毒者实现自力更生，增强戒毒的自信，是防复吸，促操守的关键环节，也是在社会中稳定的基础。尽管《中华人民共和国禁毒法》《戒毒条例》中均有不得歧视吸毒者，保障吸毒者就业、就学权益的相关条款，但社会上总会有人对吸毒者存在戒备心态。戒毒者解除强制隔离戒毒出所后，一些用工单位在招工审核时发现招工对象有吸毒、戒毒的经历会拒绝录用，这种就业偏见加剧了戒毒者融入社会的困难。

在就业方面，各地都在想办法促进戒毒康复人员回归社会，实现就业创业，走上正常的人生道路。有些强戒所开展职业指导、职业生涯规划等活动，帮助戒毒康复人员找到符合自身发展的就业方向。对强制隔离余期不满 1 年的戒毒者、戒毒康复人员开展职业技能培训，给予职业培训补贴。在出所后可以咨询当地就业局，了解戒毒康复人员就业创业政策。

社区民警和社区专职禁毒社工是戒毒者生活中最常遇到的人，在他们这里可以寻求就业的帮助。戒毒者很多时候对工作人员存在害怕和回避的心理，但是其实是没必要的，帮助戒毒者就业是他们工作的一部分，而且能真正帮助到戒毒者对于他们也是很有意义的事情。

一些有能力的戒毒康复人员选择了自己创业，把生意做得红红火火，难能可贵的是有的戒毒康复人员，主动招聘与自己相同的“过来人”成为员工，甚至合作伙伴。我国近几年的禁、戒毒新闻中时常有报道，令人鼓舞。例如湖北省宜昌市林某某，于 2020 年 4 月强制戒毒出所，社区康复期间在禁毒社工的帮助下，在社工和村委会的协助下向市场监管部门、税务部门咨询，争取减免政策，最终成为拥有员工上百人的火锅店老板。

5. 在戒毒的路上，家人可以如何帮助戒毒者戒毒?

家人是戒毒者戒毒路上的重要助力，在长期帮助戒毒者的生活中，为戒毒者制作吸毒行为模式路线图可以很好地帮助他们。

戒断过程首先要基于戒毒者自己的戒毒意愿，其次要认识到毒品是一种可怕的违禁品，绝大多数情况下戒毒是一个曲折反复的过程，而制作吸毒行为模式图是一个很好的工具，促使戒毒者重新掌控生活技巧，并为戒毒者的亲人提供更好的帮助。这使戒毒者向亲人敞开心扉，接受新的交流方式，并有勇气控制自己的“心瘾”。在戒断过程中，通过戒毒者的反应来改变戒毒者的行为。与一些方法不同，这一方法尽一切努力帮助戒毒者维护亲密的家庭关系，逐渐掌控新的生活，确保提高戒毒者的生活质量。

6. 如何制作吸毒行为模式图?

在家人和吸毒者的生活中，能摸清吸毒者的行为模式，每当发现吸毒者吸毒时，家人就会想“我就知道他会这么做”，就证明了这一点。事实上，有时候家人可能会对吸毒者将要做的事情完全有心理预判，这就是家人所处的独特位置，这其实能够推动戒毒者后续吸毒行为模式的发展（图 4-3）。

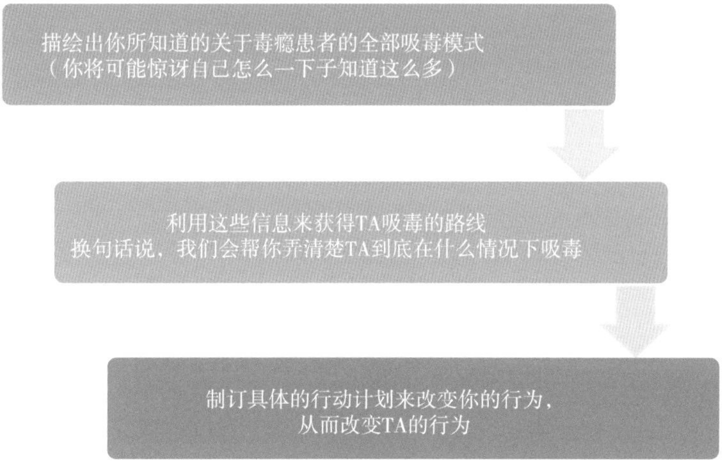

描绘出你所知道的关于毒瘾患者的全部吸毒模式
（你将可能惊讶自己怎么一下子知道这么多）

利用这些信息来获得TA吸毒的路线
换句话说，我们会帮你弄清楚TA到底在什么情况下吸毒

制订具体的行动计划来改变你的行为，
从而改变TA的行为

图 4-3 吸毒行为模式图

7. 如何制作吸毒模式路线图？

在列出吸毒模式之后，家人需要制作一张路线图。利用日常观察的规律，找出是什么引发了吸毒者去吸毒，是什么增加和减少了吸毒者的吸毒频率。路线图有三个主要部分。

1）诱因

诱因就是引诱吸毒者吸毒的因素，也就是作为家人发现吸毒者即将去吸毒的标志，包括任何事件、情绪、人物、时间、日期、想法、地点或气味等。有时吸毒人员吸毒的迹象很明显，比如他出门几个小时就回来了，若无其事地故作镇定。有时候，作为家人试图去阻止吸毒者吸毒，反而会增加吸毒者吸毒的可能。这就是为什么不仅要找出吸毒诱因和征兆，还要弄清楚吸毒前发生了什么事情。图 4-4，列出了吸毒者吸毒的常见诱因，能够更快速地帮助家人确定吸毒者的吸毒模式路线图，以便尽早、尽快地帮助吸毒者远离毒品。

常见诱因
○ 糟糕的一天
○ 工作愉快
○ 紧张的感觉
○ 焦虑
○ 和朋友一起下班回家
○ 孩子使你心烦意乱
○ 与你争论
○ 感觉很好，想要庆祝
○ 无力还债
○ 有朋友来访
○ 抱怨老板
○ 在屋子里闷闷不乐
○ 感觉生活没有希望
○ 赢钱或者输钱
○ 酒喝多了
○ 其他

图 4-4　吸毒路线图 – 诱因

2）吸毒的症状

列出诱因之后，需要进一步确认在出现诱因后，吸毒者是否吸过毒。需要注意的是家人要保证自己的安全，明确吸毒者是否有暴力倾向，如果有就需要制订相应的自我安全保护计划。图 4-5 为吸毒后的症状表，可以帮助判断吸毒者是否吸毒，了解当吸毒者吸毒之后回到家人身边（极少数吸毒者会在家属面前吸毒），会发生什么变化？

吸毒症状
○ 目光呆滞
○ 大声说话或轻声说话
○ 变得忧郁
○ 睡不着觉
○ 不回家
○ 情绪剧烈波动
○ 想一个人独处
○ 不吃东西
○ 沉迷网络或赌博
○ 心情变好（暂时）
○ 话唠
○ 其他

图 4-5　吸毒路线图 – 症状

3）吸毒的后果

路线图的最后一部分概述了吸毒的后果。一定要考虑到不仅是直接的后果，如吵架，而且还有长期的负面后果，如经济债务、身体问题、法律问题，错失的机会和失去的朋友。

另外，还需要诚实地考虑吸毒的益处，这会帮助家人开始做出改变时不会被某些因素所蒙蔽。吸毒的后果清单需要考虑短期的和长期的，以及他和你为此付出的代价。图 4-6 列出的后果供参考。

吸毒后果

- 耽误工作
- 被扣工资
- 被解雇
- 导致人际关系破裂
- 驾驶发生车祸
- 经济困难
- 身体健康问题
- 家庭暴力
- 失去朋友
- 不得不忍受被破坏的生活
- 婚姻危机
- 给孩子造成严重影响
- 其他

图 4-6 吸毒路线图 – 吸毒后果

8. 如何对旧的吸毒模式路线图进行修改?

路线图会将问题更全面地呈现在出来，有助于家人在发生令人不知所措的情况前做出合理的举动，下面通过举例对路线图进行分析和改进。

旧的路线图：张某在回家路上显然吸了毒。→ 王某抱怨张某回家时间比平时晚了两小时，直接把筷子重重地扔在了饭桌上。→ 张某问她想要怎样，自己工作一天也很辛苦。→ 王某突然大发脾气，“你知道，我工作也累，你这么晚回家，还要不要家了。”张某大叫：“让开，我还有事。”张某离开了家。王某哭了一晚上。

新的路线图：旧的路线用（斜体和括号）表明，新的用加粗表示。

张某在回家路上显然吸过毒。→（王某抱怨张某回家时间比平时晚了两小时，直接把筷子重重地扔在了饭桌上。）**王某说：“终于回来了，我有点担心你，肚子饿了吧，我给你把饭菜热一下。”**→（张某问她想要怎样，自己工作一天也很辛苦。）**张某回答：“不吃了，我就想看会球赛。”**（王某突然大发脾气，“你知道，我工作也累，你这么晚回家，还要不要家了。”）**王某依然把饭菜放在一个盘子里，放在微波炉里，并告诉张某如果他饿了，晚一点再吃。然后说：“我到房间里看会书。”**→（张某大叫：“让开，我还有事。”张某离开了家。）**“你不想和我一起看球赛吗？”张某问。→“不”，王某回答，“你吸毒后的状态，我跟你在一起不舒服。”**（王某哭了一晚上。）随后，张某一个人看比赛，而王某蜷缩在床上看小说。

记住，实现你的最终目标就意味着现在要做出牺牲。王某并不是真的想进卧室，她真正想要的是张某不再吸毒。她很想对他大喊大叫，让他和她一样难过，然而，王某知道这么做对于张某吸毒的问题没有作用。独自蜷着身子看小说并不是她真正想要的，但总比一个人在床上哭要好得多。这个“新的路线图”的一个关键点是，王某清楚地告诉张某，只有在他不被毒品影响的情况下，她才喜欢和他在一起，这一点很重要。

在面对吸毒者吸毒时，不要指责和争论，仍要努力与吸毒者诚实相处，吸毒者让家人不开心这个事实不需要隐藏，它只需要以一种直接的、非对抗性的方式表达出来。所以王某通过离开房间的行为来向张某表达她的难受，这个时候，如果张某对王某的行为感到奇怪，甚至是恼火，就会跟着她走进卧室，问到底发生了什么事，这就为王某提供了一个很好的机会，让她跟他谈谈他们两人关系的未来和希望。

9. 匿名戒毒会是什么？

匿名戒毒会（NarcoticsAnonymous，NA），又称匿名毒瘾者互助会、毒瘾者互诫会等，是近年来新兴的一种有效、经济的戒毒模式，源于国外匿名戒酒会的一种戒毒者自助组织。有着相同问题（毒瘾）的人在一起开会，相互讨论，相互帮助。在会议上，参会者分享或讨论感受、情绪、观点、经历来解决（心瘾）问题。这是一个与团体心理治疗类似的形式。但是明显不同的一点是匿名戒毒会应永远保持非专业性，意思是开展会议不需要专业人士，如心理咨询师，因为NA的康复计划就是一个成瘾者帮助另一个。

成瘾者因为有着相同饱受毒品伤害的经历而相互理解，再加上被标签化、边缘化的因素使他们能互诉衷肠。

NA的十二步骤在国外成瘾的治疗中应用广泛，有100余种不同的形式，但是其中有共同的核心原则，从人际互动团体治疗的角度可以概括为以下几个方面：

（1）放弃浮夸和刚愎自用，开始信任团体的过程和力量。

（2）通过人际联系进行自我修复，把“更大的力量”化作为一种慰藉、滋养和希望，用来取代对物质的依赖。

（3）让信任在治疗过程和团体成员的美好愿望中产生飞跃。

（4）自我暴露：尽可能多地探索自己。

（5）自我探索。与别人分享你的内心世界——充满羞愧与内疚的体验以及你的梦想和希望。

（6）在此时此地探索并阐明所有会导致故态复萌的破坏性的人际行为。团体的目标是帮助成员自己找到解决问题的方法。

（7）了解人际情感和行为阻碍了满意的关系。通过试验新的行为来修正关系。为了扩大你的人际互动范围需要征询和接受反馈。尽管团体提供了解决问题的可能，但是否行动仍是你的责任。

（8）鉴别你需要为哪些人际伤害负责，并对此感同身受。试着理解你对他人造成的影响并有意愿去修复损伤。

（9）把团体作为改变认知和修复关系的实验性场所。从改善你与所伤害或冒犯过的团体成员的关系开始。

（10）将自我反思、自我责任、自我暴露等过程内化。让这些成为你在团体治疗和生活中的一部分。

（11）没有直接的心理治疗焦点，但团体治疗可以支持安抚心灵以及帮助灵性探索。

（12）开始积极地关心别人，从关心团体成员开始，用一种利他主义的态度生活，提升你的爱和你对自己的尊敬。

第五章

戒断与回归之路

当理解了概念，了解了方法，知道了去哪里寻求帮助之后，本章将会通过三节内容将前几章的知识串联起来。本章第一节会对成瘾与戒瘾七步骤进行全流程的介绍；第二节针对戒断路上将会面对的挑战进行分析；第三节将会以戒断十年人士的视角去看戒毒者回归社会过程中遇到的问题和感悟。

戒断是一个漫长的过程，需要很多人的帮助，一起去面对非常多的问题，同时经历众多的选择。在这个过程里，会有多种情绪，可能有不在乎、有坚定、有痛苦放弃、有重燃信心，有无数次的彷徨与无数次的清醒。就好比登山，没有哪一次的失败是毫无意义，阶段的成功也是为了与更美风景重逢的积淀，我们结合戒断六阶段与相关访谈材料的真实情况，将成瘾与戒断分为了七个阶段，称为成瘾与戒断七步骤。下面，跟随着我们的文字，看看自己现在正处于哪一个阶段，不同的选择又会让自己的未来走向哪条道路。

第一节　成瘾与戒断七步骤

1. 巧合带来的可怕初识

这场初识我不敢妄加猜测，因为初识的场景千千万万，有无知与好奇，侥幸与自信，有被现实的情绪与情况压迫的选择，也有医源性成瘾的无奈和不可控制，但一切看起来就是这么巧合，情境、心情、状况，正是可怕的巧合促成了这场初识。这场初识可能源于一场简单的同学聚会，你信任的朋友递上了一支可以“缓解压力”“快乐”的“加了料”的烟（海洛因，大麻）；拿出一小袋粉末，切碎，告诉你可以让你兴奋（可卡因）；或者使用后让你缓解压力，忘记疲劳（冰毒）；更甚者是把一点白色粉末放进酒杯，说这个既让你兴奋，也让你忘记烦恼走入“幻境”（K粉）等（图5-1）。此时，可能刚巧是因为最近压力太大了，刚巧想要融入这个群体，希望通过这些东西让你摆脱现在的负面情绪，刚巧有些现阶段的不如意需要暂时远离，刚巧以为使用毒品不过短暂依赖，或者仅仅是好奇；并且，朋友还说这东西不上瘾，没那么夸张。所以，你使用了，是一种信任，也是一种认同，是给自己有些无聊，有些焦虑，或者无从发泄，没有依靠的生活带来一些不同。这一个个的“刚巧”编织成了一张细密的网，正等着什么人主动地落入其中。而你，因为这个网过于细密而将它错认成了平坦的大道。

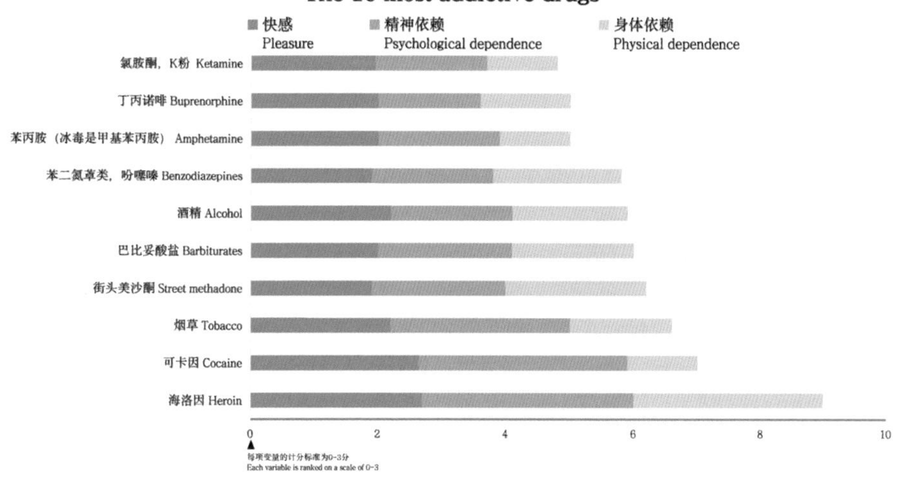

图5-1　成瘾性最高的10种药物

对于医源性成瘾的人，你可能会更加地痛苦，因为毒品是你不得不使用的止痛药或特效药。虽然医院有明确的药物用量标准，但每个人对于药物的承受能力和反应都是不同的，同样的药物有的人见效快有的人见效慢，我们从不否认人的基因对成瘾的作用。因此，如果很不巧，你因为治疗而不得已与相关物质相识，我也想先请你停止懊恼和自暴自弃，我希望你能看到在任何你需要帮助与支持的时候，总有一些力量在你身后默默无闻地努力着，只为让你随时能够依靠。

各种各样可怕的场合带来了这场初识，可无论是怎样的初识，我们都无法否认，当时的痛苦与快乐都是你经历的、不能倒流的过去，与其沉溺于懊悔，不如沉下心，去看看远方，过去是经历，是为了将来犯更少的错误，为了未来更好地生活。当时的你可能还没有想过那么多，但无论有没有想到，事情都在不知不觉间发生了改变。

第一次使用毒品的时候，戒毒者其实就知道这是毒品。就算不知道是毒品，至少也是知道这个东西对身体无益，也不是件光彩的事情，不能让别人知道，但那种环境下不可能不去尝试，拒绝了就没法在圈子里混了，没有了这些朋友，就更孤独了，再加上侥幸心理——这些朋友用了这么久也还是在用，而且他们看上去并不像电视里，禁毒宣传里形容的那样子，跟常人没什么区别，生活都挺正常的，没看到在他们身上有什么损害，甚至他们的某些地方还令人特别钦佩，向往。所以就想模仿他们，最初使用毒品的时候，想停就停下来了，因此你会发现这个东西似乎并不像最初预料的那样，用上就停不了，没有它就活不了，反而是想停就停，所以戒毒者会想禁毒宣传太夸张了，或者会认为自己是特殊的人，可以控制毒品使用的节奏，再使用也没事，于是戒毒者会想自己太聪明了，既享受如此的快感，还能不上瘾。

这个时候，戒毒者可以选择仅仅满足自己的好奇心，停下；也可以选择继续，看看到底会不会上瘾。但是，戒毒者已经没办法把这颗“上瘾”的种子从心底拔除了。

如果戒毒者选择在此停下，并真正地从此拒绝毒品，那么我们要衷心地恭喜他们！事实上，世界上有非常多的人都有机会接触到毒品，会有1/3 的人选择尝试，其中有将近 1/4 的人都能够在此停止（图 5-2），因为此时，戒毒者还能够用未完全被毒品改变和控制的情绪与思维去思考这次尝试带给了自己什么。选择停下，并回头看第一次经历，戒毒者会发觉那些“刚巧”不过是可怕的谎言。它并没有真的调节戒毒者的负性情绪，让戒毒者可以逃离现状，融入一个看似和谐的圈子，它反而增加了戒毒者的负罪感，让戒毒者害怕与他人提及相关的经历，并给戒毒者原本的生活再次加上一层枷锁。戒毒者也会发现，使用毒品并不会真的是做自己，它们带来的愉悦与欣快只会让自己在停止使用后感觉现实更加地空虚，因为这种愉悦与欣快不是因为现实中真真实实的事与人而产生的，它只是通过刺激大脑，促进多巴胺分泌带来的生理上的激动。

因此，当戒毒者选择停下，就可以甩掉脚上的泥土，用更加坚定的信心去拥抱这个世界的爱与尊重，去为了梦想和更好的未来专心地拼搏。戒毒者会发现，人生的路程还很漫长，只要依靠自己的决心，没有一定解决不了的问题，而使用药物获得短暂的快感，毫无意义。

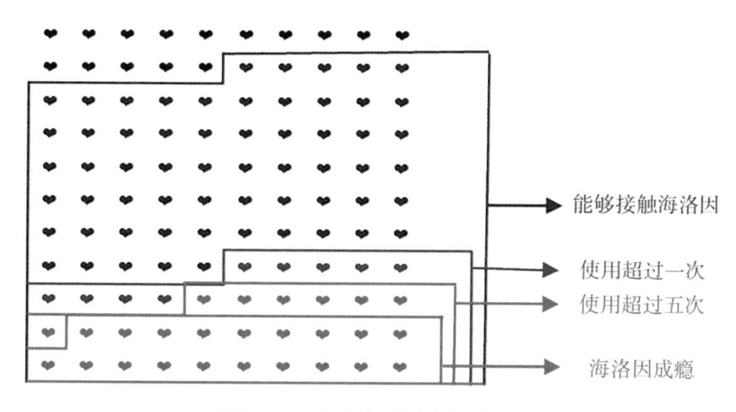

图 5-2 成瘾人群比例示意图

如果戒毒者选择继续，我们也尊重其决定，因为他一定是有原因的。我曾经听过一句话，成瘾有时是一种必然，因为影响成瘾的因素太多了，科学地来说，趋向动力、回避动力、思维认知、非适应性自我、高风险环境，这里面又涉及了各种的内外因；通俗地来讲，戒毒者的父母与原生家庭，童年的经历，成年的痛苦，对世界的态度、性格，周边的朋友，经济问题，社会关系，等等。因此，我们也选择理解戒毒者，而且我们也认为，无论是戒毒者，还是戒毒者的生活，亦或是我们的努力，一定有做地不好的地方，足以让戒毒者选择依赖毒品。那么，如果不出什么意外，接下来戒毒者将会进入到下一个阶段，规律的陷阱。

2. 规律的陷阱

陷阱的表现不仅需要细密的网，还需要一个看起来与其他环境差不多的伪装。一个习惯的养成需要 28 天，当你开始规律性使用这些毒品，你觉得它好像就像抽烟、喝酒一样正常，你可以选择独酌，也可以选择共享，但你很难，也不会去选择脱离，因为它看起来已经有了规律。每周、每月，好像提起这件事情，你会开始在心里计算某一个固定时间段，思考自己分给它的时间和次数。你甚至会开始认为这只是一个不大好的习惯，对自己也没什么影响，现在自己还能控制使用它的次数，哪天自己不想用了，还可以说戒就戒。这个时候，你甚至会戒一次试试，戒个两三个月，半年，甚至一年。对于一些新型毒品，你发现好像根本“没有”什么戒断反应，再跟“朋友”一起快乐时，这甚至可以成为你拿来炫耀的趣事。

这，就是规律的陷阱。初识的大网将你捕获，规律的陷阱让你沉沦。

过后你就会发现，看似规律的坏习惯，养成之后哪有那么容易改掉，你一旦掉入了规律的陷阱，你以为自己已经爬出来了，可是在挣扎中你会发现当你自信了、遇到烦心事儿了、“朋友”约你一起的时候，这个坏习惯就又会回来，你环顾四周，自己还是在那个望不到边际的陷阱里，伴随着戒毒者神经系统一些不可逆的损伤，情绪调节的间歇性失控，多巴胺分泌系统的永久性改变，一起成为戒毒者生命中的一部分。

这时，如果戒毒者选择把一年的戒断期持续下去，并且主动找到社区工作者，系统地认识毒品的危害，通过专业的治疗来进行科学戒毒，那我会衷心地恭喜他们！这时，希望戒毒者还是回头想一想之前所谓的规律的生活给自己带来了哪些改变，之前戒断一年所经历过的困难，有没有过重新使用的想法，是否有差一点就付出行动的经历，不吸毒的这一年，发现最渴望的是什么。我想这些思考都会对其有所帮助。成瘾本就是一种疾病，你总不会在生活一切顺利，工作与学习总有成绩。当自己不想上班，希望得到他人关心，面对一些自己不想面对的事情时，希望自己还不如得个小感冒，或者直接晕倒，这样这些问题好像就能迎刃而解了。但，吸毒真的解决了这些问题吗？问题的本身还会存在。当我们不想要上班时，如果通过不断提升自己，找到工作的意义，让这份工作变得没有那么讨厌，可能是更好的解决办法；需要他人关心时，主动去沟通，用真心与他人相处才会更加行之有效；当某个事情无法面对时，选择合理的情绪发泄途径，并冷静下来处理事情貌似也是更好的应对方法。你看，解决问题的方法那么多，何必一定要去选择“成瘾”这个生病的方式去逃避和找借口呢。

所幸还不晚，一部分神经系统的损伤在戒断的坚持和悉心的治疗下得以恢复，这个时候，主动权还可能回到你手里，你会知道快乐与否是由你来掌握，那段看似规律的日子会成为你记忆中深刻的一部分，但不会持续地侵害你的未来。

当然，如果你选择重回这个规律的陷阱，那么过不了多久，你就会感受到成瘾的下一个阶段，失控。

3. 无法自拔地失控

就在这样看似规律的吸吸戒戒一段时间后，戒毒者会发现戒断一次比一次难，戒断反应开始一次比一次严重，而每次戒断反应结束后都会从心里不想再使用了，但还是会不受控制地使用。规律的陷阱已经撕开了它的伪装，露出了真正的面目。这时，戒毒者开始感到那种曾经以为的控制感开始消失，身体状况越来越差，一次一次的失控，让其对戒断反应越来越恐惧，对失控越来越害怕，戒毒者不知道未来会怎么样，越害怕就只能通过再次使用来解决害怕，戒毒者不能告诉别人，也没有人能帮他。这个时候就开始进入到，抽也难受，不抽也难受的状态。但依然没有办法彻底停下来，在这个过程中也可能停下来几个星期，几个月，甚至是几年，但最后依然还是回到原来的道路上。此时，戒毒者已经进入到了无法自拔的地步。

而这时，我们会提到一个熟悉的词语：复吸。

对于此部分，本书将以刘宇博士 2021 年的研究结果作为主题对复吸的多维度分析进行讲解，以便于更好地理解复吸的原因、复吸过程、正向因素、负向因素等，以及带着什么样的认识去理解复吸，为了防止复吸，都需要做哪些努力。

前文（第二章）中其实对于成瘾的含义已经进行了详细的阐述，它需要从神经适应水平、药物渴求水平、“意志薄弱”或戒断失败水平这 3 个水平进行综合评判，这 3 个水平又分别与人的各方面密切联系，与复吸的原因也有千丝万缕的联系。同时，越来越多的学者开始统一认识，成瘾是一种不可治愈的疾病，即便已经实现了生理脱毒，身体的各项功能有显著的恢复，但戒毒者将会用一生来控制对毒品的渴求，就像糖尿病患者，我们永远没有办法确认他的痊愈以及不会复发，但是医学可以通过药物、改变生活习惯、调节心理状态等多种方法维持患者的稳定，但没有人能保证他绝不复发，吸毒作为一种慢性疾病，也是同理。因此，对于复吸，我们的态度是，接受它的高发性，但尽全力地拯救每一个无论是否知道自己身处漩涡中心的人。

我希望你可以选择相信“我们”，主动寻求帮助。“我们”不仅仅指强制戒毒，还有非常多的资源你可以使用，相信在上文中（第四章）你已经有所了解。但“我们”此时对你的帮助，更像是授人以渔的一种方式。请你回想一下，自己前一次或前几次的复吸是在何时，何种情境下，和谁在一起，周围都有什么，你当时是如何看待发生的事情，并产生了怎样的情绪反应。

面对复吸，你可以把它当做一次失败来看，因为你难免会有沮丧和挫败感，这种情绪没办法控制，任何人都会因为自己一时疏忽搞砸了某事而感到沮丧。但没必要沮丧太久，因为这是一个大概率事件，对于复吸这件事，坦然地接受有这样的一个过程，不要把过程等同于最终的目标，因为这对你来说是一种没必要的资源内耗。我们要知道，复吸不是原因，而是因为其他原因造成的结果，就像很多慢性病，复发不是失败，而是之前的药物使用和医疗建议没有完全有效，需要进行进一步的诊断和药物、医疗手段的调整。因此，你真正要防止的不是复吸，复吸是表面的目标，那些促使你萌生对毒品渴望的念头才是你真正要防止的，我们就是要对症下药，为你提升从沮丧和失败中寻找新的希望的能力，正确看待和处理生活事件的角度，情绪纾解的合理方式，以及内心渴求的正确表达与应对，等等。你可以通过毒品成瘾固着方式去仔细思考，这些是否是曾经或者现在仍然影响着你的因素（图 5-3）。

同时，要正确地看待这两年的强戒时间，这两年时间并非无用，提供给你的是完全脱离原有吸毒场景的场所以及规律健康的生活，让你有时间对人生的意义和未来的发展进行思考。当然，我说的这些，都需要你付出一些努力来用正确的态度和角度理解强戒，说句通俗易懂的话，来都来了，怎么都是两年的时间，不如试试正确对待这两年，时间会给自己什么答复。

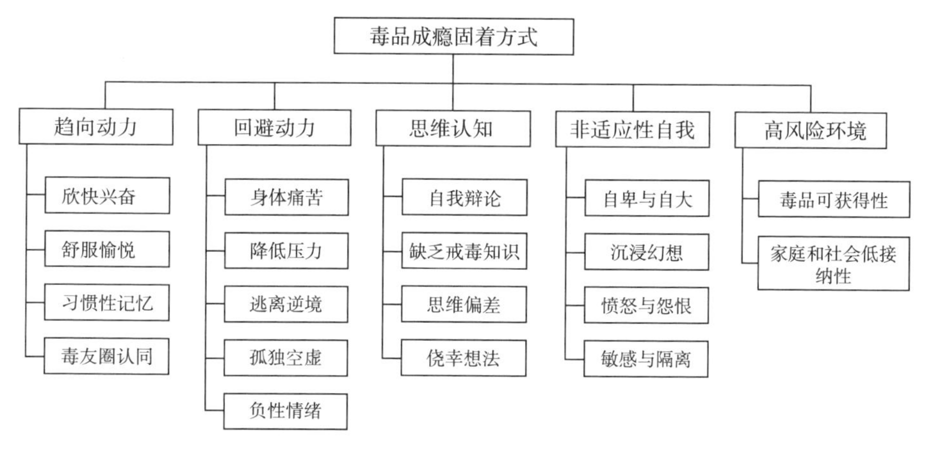

图 5-3 毒品成瘾固着方式

如果这一步你选择的是放任其失控，那么这就是恶性循环的开始。这时，你可以做的选择就变少了，从身体到心理，你的每一次主动选择都受到了阻抗，你开始清楚认识到吸毒已经影响了自己和家人，出现了真正永久戒毒的想法，但是还没有准备好开始戒毒，此时的你很矛盾。

如果这个矛盾持续下去，恶性循环也会持续下去，不得不说，吸毒的尽头可能是穷途末路与死亡。即便是有雄厚的经济实力做支撑，维持你一直有毒可用，你持续损坏的神经系统也会让你的大脑变成被毒品控制的傀儡，你的身体会因为毒品的摄入而出现各种各样的免疫力的问题，你的情绪会变得阴晴不定，随之而来的情感、家庭、社会问题会让你无法应对，或根本无暇应对。有时，当我们做精神疾病诊断时，我们也会想，他虽然看起来一团糟，但是他自己应该是“开心”的吧，因为他已经感受不到别的情感，做不到正常沟通了。你也想变成那样吗?

此时，当你真正想要开始戒毒时，再来让我们开启新的篇章，戒断篇，这一篇章的过程，你大概率都会经历，要想成功，就要正确对待每一个过程。

4. 重要的“决心”

促使你下定决心的因素很多，你逐渐不受控制的情绪，岌岌可危的社会关系，经济上的紧张与困难，家人的劝阻，因吸毒引起的重大事件，对法律法规的敬畏，对未来的规划，对毒品不能帮助自己远离负面情绪的感知，从其他正向支持中找到了救赎的光，他人吸毒的严重后果对自身的冲击，甚至偶然看到的禁毒或者毒品科普视频，或者是强戒生活的突然到来。无论如何，这个时候的你，已经迈出了戒断的一小步，也是最重要的一步。

此时，我想用最简单的篇幅告诉你，这一步，最为重要，因为戒毒的，是你自己。

5. 科学地行动

这一阶段，我想引用由美国心理学教授迪·克莱门特和普罗查斯卡，在1998年提出的跨理论模型，它将人的行为分为六个阶段：前思考阶段、思考阶段、准备阶段、行动阶段和维持阶段。模型说明，你做出改变的决定时不是跳跃的，而是逐渐发生的，具有一定的联系性，将这六个阶段带入毒品成瘾戒断与恢复过程中，我们发现戒断的阶段不能仅依靠内部动机来进行分析。通过对访谈稿的分析，根据戒毒人员在不同阶段所处的状态以及核心特征的差异，我们认为戒断主要经历两个相对动荡的阶段，即“改变前阶段”与“改变阶段”（图5-4）。当你经历过改变前阶段的无助与迷茫、生与死的抉择、情感触动和真诚与爱等促进因素后，所有这些促使你“下决心”，走进改变阶段，将使你正式进入恢复过程的起点，这是改变开始的标志。

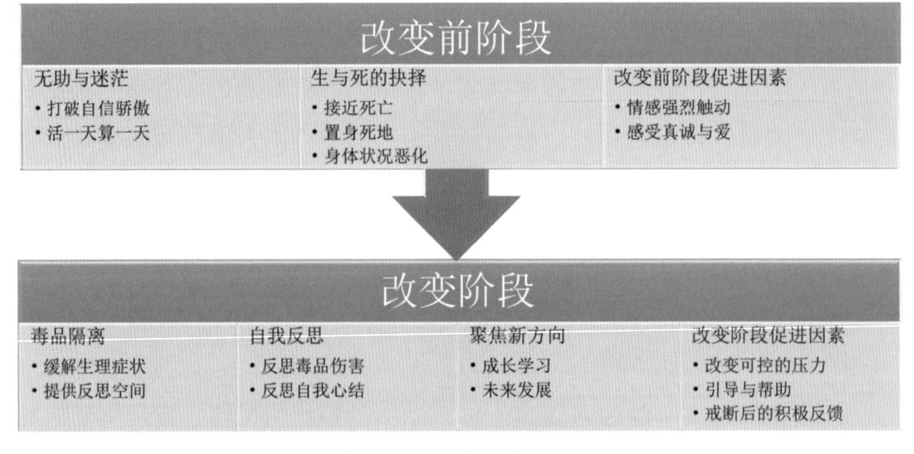

图5-4 戒断的两个阶段（刘宇，2021）

这个阶段不需要你选择，因为如果你没有进入这一步，说明你上一个“下决心”阶段还没有完全实现，建议回到上一步，问问自己究竟想要怎样活着，怎样生活，怎样死去。

开始做行动的这个阶段，我相信你也已经经历过了一些失败，开始寻求一些专业的帮助，对于外界的帮助你的态度也在逐渐松动。前期的失败，让你会有些惧怕他人，感到他人期许的压力，对家人的愧疚，对自己的失望和自暴自弃也时常会扰乱你的思绪。你虽然开始了，但也在怀疑。我想告诉你，没关系的，任何错误的改正都需要付出努力，这是正常的过程，你要相信自己，相信专业的戒毒机构，明白自己想要的是什么，来到戒毒中心、戒毒医院是为了什么。你开始戒毒，是作为谁的父母、子女、兄弟姐妹、挚爱、朋友，更是作为一个能够独立思考的人。戒毒，不是为了告诉你：“你错了”。是为了告诉你：“你本可以更好”。

戒毒的过程不可能像疗养院一样，每天照常吃药，锻炼锻炼身体就能连根拔起。夸张一点，这是一个需要不断努力来维持戒断状态的过程，就像是从泥沼里把你拉出来，让你从毒品对你身体和思想的压迫中解放。戒断反应等身体成瘾反应像是污泥，可以通过药物、管理、陪伴这些外部方法冲洗干净，但是“心瘾”像是泥沼深处的藤蔓，它会不断地把你刚刚露出来、冲洗干净的身体重新拽入泥潭。所以戒毒是一个清洗和斩断的过程。

这个时候的你，也许身处匿名戒断小组（十二步阶段方案，NA），AA 戒断小组，向日葵戒断小组，私人戒断诊所，官方免费戒断机构，或者是强戒所内。在这些地方，除了药物治疗，提供一个互相监督的环境或者无毒环境外，还有一项重要的支持，即团体治疗或者心理咨询。这些治疗可能包括心理教育团体、技能学习团体、认知行为团体、支持团体、人际过程团体、心理咨询、心理剧等多种形式，总结起来，就是教会你如何处理和他人的关系，和自己情绪的关系，和自己过去的关系，以及教会你未来生活的心理能力和工作能力，将那些你需要依靠毒品躲避的负性因素用实实在在的方法解决。

此时，你可能已经经历过复吸和偶吸，对于产生这样的想法与付出行动的过程多少有了一些感触，那么，在这个阶段，我想提出一点要求：请你关注你自己。

这句话不是让你防止自己别有这样的想法，是希望你能回忆一下自己在什么样的情绪下会产生对毒品的渴望，下次，当有相似的场景出现时，我希望你能关注到自己的情绪，并且与你的支持关系联系。这个支持关系可以是理解你的家人朋友、心理医生、负责戒毒的社工、精神科医生、心理服务热线等，将你现在的所思所想说与他们听。因为我们必须要知道，人的自我调节精力是有限的，当你处于某种激动的情绪时，你的冲动性系统会占据你的大部分精力，此时，你更容易做出符合冲动性的决定，更难以抑制对毒品的趋近行为，会将想法付诸行动；但当你在此时选择将你的情绪进行倾诉，延长当时的情绪处理的时间，进入控制性系统，并且在倾诉中感受到支持与情绪的合理宣泄，让对毒品的想法仅仅是想法，在不浪费自身调节资源的情况下，将想法与行动之间的联系打断，这对从身体到心里都不选择毒品十分必要。

6. 保持住你的状态和信任

无论你是主动选择戒毒机构、社区帮助、专业医院进行戒毒，还是进行强制戒毒，你能够走到这一步一定已经付出了很多时间、精力甚至金钱，那么这时候，你会开始主动努力保持戒毒的状态，避免诱惑或复吸。这时的你已经开始意识到努力戒毒是有价值的，有意义的。周围的态度会有相信也会有怀疑，但你知道自己为什么而戒，为了谁而戒，面对一些如意和不如意的事情，开始寻求一些健康的方式来分享，解决那些不如意。

这个阶段，我必须要说，你可能也会有倒退和复吸的时候，有些困难确实很难克服，污名化、孤独、固执、家庭的矛盾与冲突、工作的烦恼、经济的压力、周边的诱惑，等等。无论我们保持戒断多长时间，我们都不可能完全康复。自满是你的敌人，如果一直自满，康复的进程就会停止。人生既然做了选择，就应该为之负责，当初选择与毒品初识，就要承受与它交往的痛苦，当然还要经历与它分别的艰难。因此，面对复吸，不要觉得自己失败得一塌涂地，进而破罐破摔，复吸本就是戒毒过程中不可避免的，要把它当作正常情况看待，你不是破罐，而瓷器总要经过锻造。

这时，还是那句老生常谈，正视戒毒是一生的事情，要知道我们一直在支持你，并且希望你主动寻求支持。“一生的事情”当然不是说你的一生就要为了保持操守而活，这是一个综合的过程，在不断提升自身努力，改变认知与看法，正确处理家庭和社会关系中，获得尊重与找到人生的意义，做到从不能吸到不敢吸，从不敢吸到不想吸，从不想吸，到彻底忘记毒品这个选择。

就像判断成瘾有标准一样，对成瘾康复也有一个判断标准，即稳定的收入、稳定的住所、稳定的关系、持续不断的治疗。要达到下一阶段，绝不仅仅是只有生理脱毒，我们见过很多戒断十年、二十年甚至三十年之后又从零开始，从生理脱毒开始做起的情况，我这样说不是为了让你失去信心，是为了让你不要掉以轻心。也有很多人在戒断后，通过志愿戒毒工作找到人生意义，并且直到现在也仍然每天做相关的心理训练，并通过自身的工作能力真正获得他人的尊重，用另一种方式寻求人生真正的价值和快乐。

7. 感受康复的过程，体验康复的生活

内在优势的发展是毒品成瘾长期维持的核心。对于戒毒，“康复”是一个持久的阶段。它意味着你能够用一种健康的态度去面对生活，选择一种健康的方式去生活。“不是事件本身影响了我们，而是我们对事件的看法影响了我们的行为”，真正的康复，是从内心适应了健康的现状，从心底里对毒品和所谓的毒友圈不在乎，不向往；感受真正实现戒断，成功回归社会后的尊重和关怀；感受用清醒和不被控制的思绪去思考的快乐，乐于在遇到问题时将思路引向更为正确的处理方向，真正地成为一个可以主宰自己思想的自由人。

我们知道这个过程很漫长，也很难，需要你和我们还有很多周边支持资源的共同努力，如毒品成瘾恢复长期维持方式（图 5-5）以及优势发展动力模型（图 5-6）所示，这个过程需要回归社会的动力、抵抗毒品的动力、复发应对方式、性格优点发展四方面的多方努力，其中“优势发展”作为核心属性，是促使各方动力运作、持续发展的重要因素。康复的路上，会面临很多的关卡，但正所谓“事在人为”，在你戒断后的维持阶段，绝对不能放松，要依旧进行必要的心理咨询或心理辅导；定期参加相关的戒毒活动；如果可以我们也希望你能参加到戒毒志愿者的队伍中来，对于一些

家庭关系和社会关系的团体辅导我们也建议你参加，因为这对你的家庭和你回归社会都意义深远；要学会关注自己的情绪和感受，有问题随时找到家人朋友、医生、心理咨询师、社工进行沟通，及时缓解负面情绪，提升性格耐力；对于一些生活上的困难，如果你能够直接提出来是最好的，因为再多的心理辅导最终都要落到实处，我们不是只会建造空中楼阁。

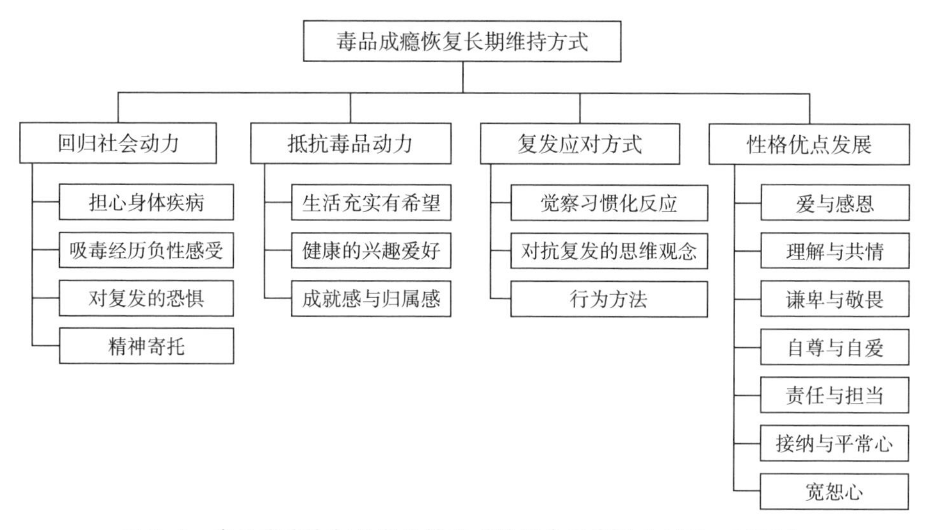

图 5-5　毒品成瘾恢复长期维持方式的概念与类属（刘宇，2021）

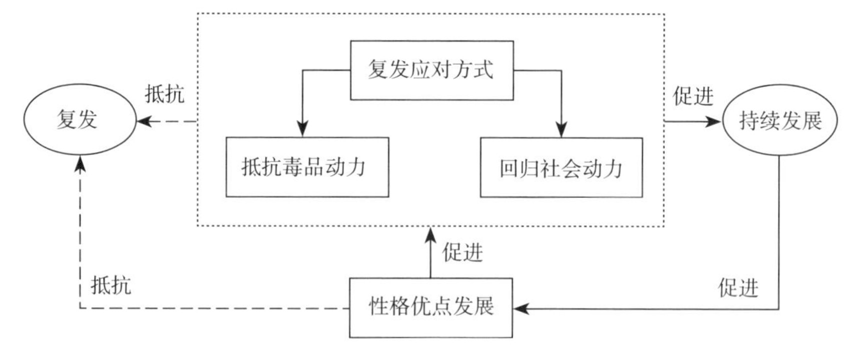

图 5-6　优势发展动力模型（刘宇，2021）

最后，请你相信，我们会做得更好，不会让你的努力白费，我们也希望你不要让自己的努力白费，即便是人生看起来穷途末路了，也请你选择相信别人一次，不要放弃自我救赎的信念，那是你我最珍视的宝藏。

如果你完整地走完了这条戒断之路，我首先要先对你说一声抱歉，抱歉地通知你，你可能已经错过了人生中的无数个重要瞬间，错失了无数个机会，错过了无数个正确的人，错失了无数份的情感与快乐。但是，如果你能完整地走完这条戒断之路，我最重要的是衷心地恭喜你！恭喜你还有往后无法计量的分分秒秒，重新用健康的身体，感恩的心态，热爱的姿态去创造无数个精彩的瞬间，把握你今后遇见的每一个机会，拥有今后每一个你爱的和爱你的人。

过往的一切，不过是过去，没有人是无忧无虑长大的，我愿你能用未来的每一份美好填满人生岁月的每一寸画卷。

第二节 戒断路上你将面对的挑战

如果你对自己的未来有了憧憬，我想我们可以立即做些什么。无论你处于哪个阶段，我们都希望你能够通过访谈材料了解你不是一个人在战斗，也希望用现有的一些知识告诉你为什么，怎么做。这一节，会结合一些访谈材料来让我们更直观地了解这些挑战的真实情况，我们会隐去被访者的信息，在此也感谢他们的付出和真诚之心。那么请和我一起出发，通过学习和对这些访谈材料的分析，我希望你能有所感悟，学会自我戒断的相关知识，树立信心，阳光生活。

1. 怎么就成瘾了?

想试一下，没想到就停不下来了：成瘾的定义我相信你已经有所理解，人在吸毒后，毒品物质会迅速传送到人的脑部，并与某种受体物质结合，反复多次后，人体对毒品的耐受性提高，药物的作用逐渐减弱，吸毒者只能以更大的剂量连续不断地来抑制身体反应，满足生理渴求，从而愈陷愈深不能自拔。你一旦成瘾，生理依赖与心理依赖就会互相强化，因心理依赖而加重生理依赖，生理依赖产生的戒断症状又反复加重了心理上的依赖。因此避免“第一口”和防止后续成瘾一样重要。

对毒品的渴望，往往与过往的经历以及对过往经历的态度有关。其实有很多吸毒者的家庭存在情感虐待的情况，有的父母过于忙碌，忽视孩子，导致孩子内心情感空虚，遇到一些关系的时候容易被诱惑；有的家庭对孩子要求过高，孩子被“工具化”，进取心强，急于求成，容易感到焦虑以及过大的压力也容易导致寻求毒品来缓解压力（图 5-7）；还有的家庭非常贫穷，且家庭成员之间缺少情感交流和彼此的支持关爱之情，导致孩子容易外出寻求慰藉。比如：

“……（我做很多事）是明显低于（期待的）……我们家庭还是比较传统的，……然后就是完全不能接受和理解的。”

“她（妻子）给了我很大压力，反正挺恶劣的。有些东西不能使得压力太大，要慢慢沟通，你就一下子压力太大了，一些东西好像一下子就爆发了（情绪和对毒品的期望）。”

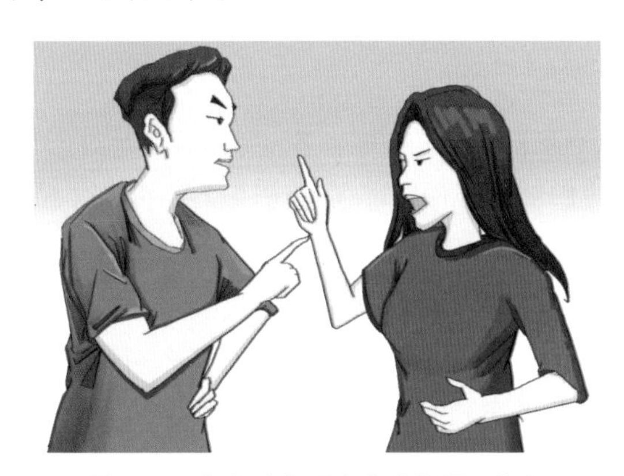

图 5–7　家庭过大压力造成沟通不顺畅

第一次吸毒的原因有很多，通过访谈，我们可以看到第一次使用的时候也往往都和自己的朋友圈有关，尤其是当你由于个人、家庭、社会等因素处于一个不太好的状态中的时候，比如孤独、创伤、情绪低落等，这时来自他人的一些让你充满幻想的提议会极大地激发你的好奇心，也会让你更容易倾向于选择试一试（图 5-8），比如：

“就是在夜场里面喝酒喝多了嘛，接触的这些东西，就是出于好奇。……他们说这些东西（毒品）是可以解酒的。”

“吃完饭喝酒了，喝酒完了说这个东西（毒品）吸食以后会产生幻觉，你想啥来啥来。”

“那时候第一次吸毒是因为我们家隔壁的一个邻居，然后也是一个小女孩跟我玩得还不错，那段时间我们两个就经常在一起玩，后来没过多长时间，我和我的男朋友就分手了，那段时间处于心情比较低落的状态，她就第一次给我提起了冰（冰毒）的这个事，当时还挺好奇的。再加上自己以前也有点胖，她说那个东西可以减肥，所以就对这个东西（冰毒）充满了好奇，当时我也问过“会上瘾吗？”她说这（冰毒）不会，挺好玩的。然后寻思着，第一次跟她在一起尝试了这个东西。”

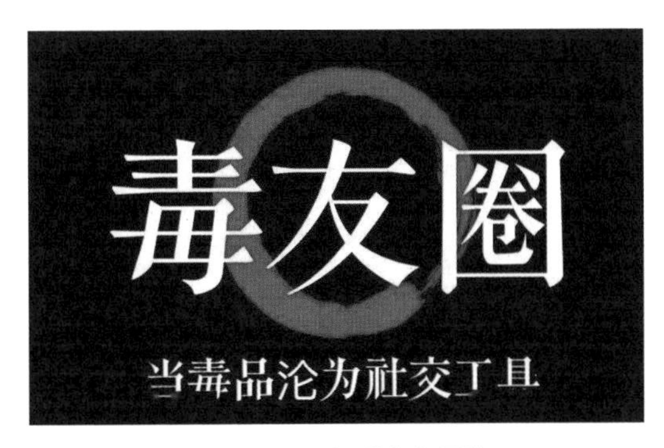

图 5-8 远离“毒友圈”

后期的成瘾与前期的误解是分不开的，因为毒品上瘾是一个过程，它有一个从可控到不可控的过程，犹如温水煮青蛙，可控的时候你所看到的“效果”远大于未来看不到的“害处”，因此大多数人会选择“观望”，选择去相信不会发生什么事儿，以后想戒就戒了，然而当你发现有点儿控制不住的时候，为时已晚，比如：

“……开始也没有那种特别离不开的感觉，然后就抽过一次、几次以后，差不多有一两个月的时间，然后我就突然间想停了，因为那段时间钱有点跟不上了，然后我就想停一段时间，当时觉得停了以后浑身没劲，整个人就特别的虚弱……嗜睡，暴饮暴食。感觉整个人挺没精神的，到最后又想再次买东西（冰毒）。”

“……我现在回想应该是一年左右的时间，那个时候就没有太明显的正向效用了，偏执、焦虑等那些负面的情绪越来越占上风了。就在那开始加大使用量了，然后就开始没有那么好的自我控制了，使用的频次也提高了。我开始给自己找理由（图 5-9），然后慢慢有点依赖了。”

“你要不吸那个东西（毒品）……你感觉……心里烦躁，种种原因吧，一旦吸上这个东西，反正是什么都不想，没有心烦的事，你要是不吸这个东西的话，这个东西能控制整个人的心情，你今天高兴了也想吸，你今天不高兴了也要吸。”

我身体里缺这个东西
不吸可不行啊!
不吸哪还有
力气干活啊

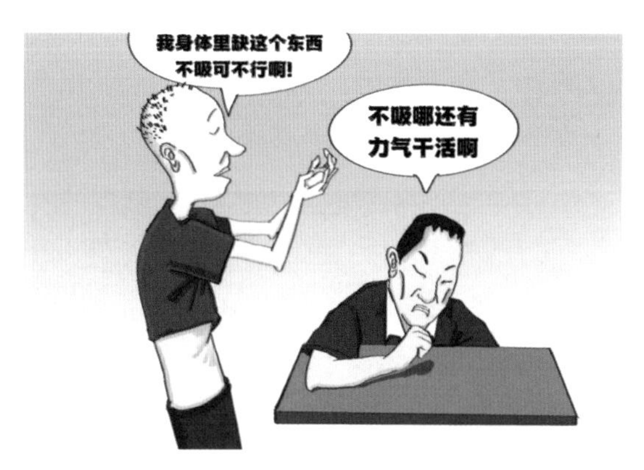

图 5-9 “冠冕堂皇”的理由

总之，无论出于什么原因，有什么样的人生经历，我相信你做每一步的选择都是为了能够逃避这一切，我只想跟你说，你这些侥幸的选择已经有太多人帮你渡难，这些“前辈”也让我告诉你，即便是逃避，毒品也绝不应该是人生的选择之一，因为它只会让你的状况越来越糟糕，现在看似是逃避的选择，其实是跳入了另一个麻烦。

小思考：

- 第一次吸毒是在……，和……在一起，当时我的状态是？
- 初次吸毒被发现，我感到……
- 每次吸毒完，我感觉……
- 第一次感觉自己上瘾了是……我当时的心情如何？
- 对于家庭，我是否有主动了解每个人的想法，是否有控制自己的情绪用客观的态度处理家庭的问题？
- 父母因为我吸毒而感到……，我感到……，我是怎样做的？

2. 怎么就复吸了？

反反复复很多年，我总是复吸，伤了我爱的人和爱我的人的心：为何我对“毒”难以割舍？从访谈材料中我们可以看到，造成复吸的原因很多也很复杂，但都离不开一点，心理还是可以接受吸毒这件事情，也就是心理成瘾（图 5-10）。

“回家后找了一份销售的工作，然后干了半年，做得还挺好的。有一回就通过 QQ，就跟我以前的一个朋友联系上了，他也是抽的，联系上后我们俩就恋爱了，因为他在北京这边，我就想着把我们家这边的工作给辞了，来北京，可来这边以后就又抽上了。”

“这次是朋友，不是朋友的朋友，这次是朋友身上带的这些东西，然后喝酒的期间还没怎么开始喝呢就拿出来了，拿出来我就忍不住了，看见就想碰。”

“抱着侥幸心理，感觉到没事，没想到，抽了一次就又放不下。”

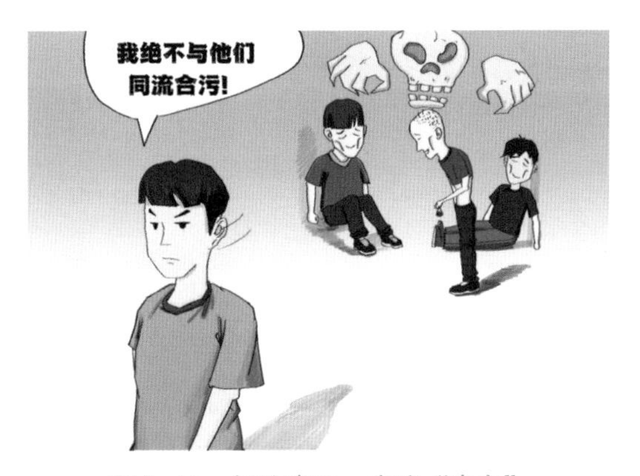

图 5-10 拒绝毒品，先戒“毒友”

从第二章提到的复吸模型中我们可以明白，当吸毒者在毒品的问题上已经意识到自己失控后，吸毒者会尽可能地隐瞒自己的行为，在外人看来吸毒者谎话连篇，但那时其实吸毒者自己也无法面对失控的自己，不想使用，但是无法控制，对自己，对亲人和朋友发誓或者暗下决心不再使用，但依然不起任何作用。吸毒者开始痛恨那个不能控制，再次使用的自己，但却束手无策，所以当被发现的时候，要么打死不承认，要么沉默逃避，只是因为吸毒者也无法面对如此失败的自己。

使用毒品来降低戒断反应，或者逃避生活中的痛苦。包括负性情绪的感知、家庭关系的矛盾、对结果的过高期待、自我期待较低等因素，也会使吸毒者更容易发生复吸。比如：

“后来因为知道毒品的危害，以及对家庭对自己的伤害，想过戒毒，但是出去了之后和自己想象中的不一样（图 5-11），会有情绪变化，一喝酒就又复吸。交际圈会慢慢发生变化，不太想和正常人在一起，因为他们一见我就会说我吸毒什么的，只有吸毒的人才不会总说这些，不会劝我戒毒。”

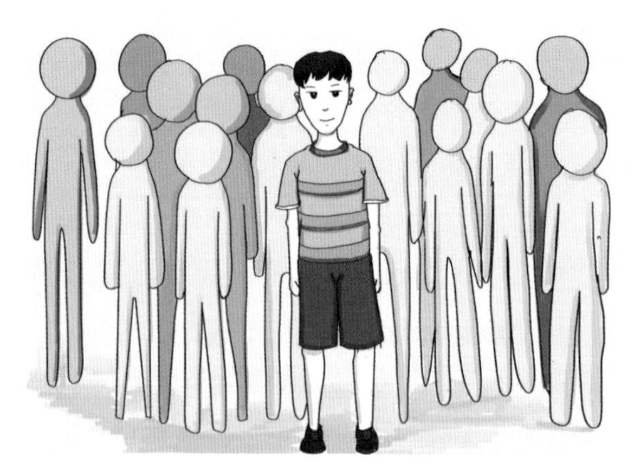

图 5-11　如何正确面对自己的不同

所谓“志同道合”，如果你在回归社会的过程中，不能够正确地处理家庭与社会关系的问题，同时面对高危风险情境无法做到物理距离的脱离和心理上的忽视，反而更容易将自己推向所谓的舒适圈，也就是“毒友圈”，这对复吸来说具有极高的风险。至于应该怎么做，我相信第三章和第四章已经给了你明确的答案。

小思考：

- 第一次复吸是在……和……在一起，当时我的状态是？
- 我吸毒的这些年一共花了多少钱？我父母每个月的生活费是多少钱？
- 第一次被送到强制戒毒所，我经历了……在戒断期间，我错过了哪些事情？

3. 怎么就决定戒毒了？

这么多年，我一直在战斗：人类经过千百年的进化，主要的调节是通过关系（家庭、部落、宗族）进行的。大脑的功能在本质上是人际的，而情绪在组织大脑活动方面起着非常重要的作用。因此，往往一个人决定要开始戒毒也与“社会”这个网络分不开（图 5-12）：

“我现在这里戒毒，思想发生转变了。出所后身边都是老人了，我出去必须把这个责任承担起来。家里还有好多事，全靠我了，要撑起这个家了。”

“这次强戒两年，我们家的孩子缺少陪伴，我非常地愧疚。所以我得认真戒两年，出去以后为了孩子也得彻底戒了。

“这个转变呢，的的确确是在我自杀以后才开始的。因为那个时候妻子坚持着要等我回来，妻儿是我的精神支柱，我一定要做一个合格的父亲，给孩子一个温暖的家，所以这个转变使我在强戒所的日子没有那么难熬。”

我考了一百分
但是爸爸不在
买了好多东西
可是老公不在
过年只有儿子没
有回来

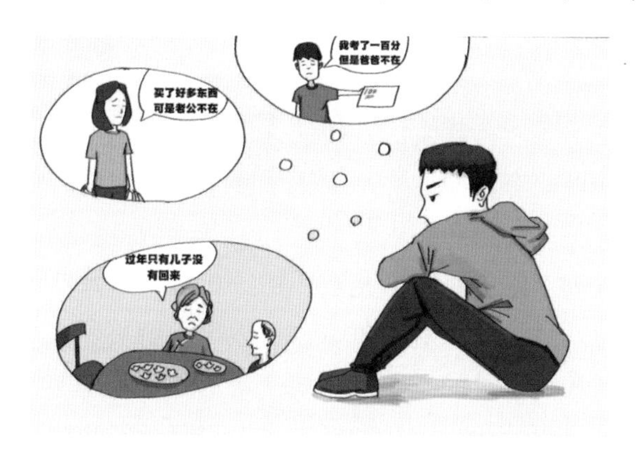

图 5–12　不要错过人生的重要瞬间，造成一生的遗憾

第二章所提到的激发戒毒者的内在动机、对毒品情境的觉察和应对能力、持续地陪伴和支持、回归社会的社会学习理论对物质障碍相关行为的解释起到重要作用，戒毒者决定开始戒毒并坚持下去离不开上述的每一个因素，同时也需要多方力量的配合和努力，创造合适的动机和良好的环境。

此外，在戒毒的过程中，证据确实表明复吸几乎是不可回避，甚至是必然会发生的情况，当你仅仅依靠意念去强迫自己不复吸的效果反而可能适得其反，因为在成瘾领域中，保持操守被认为是一种损耗自我控制资源的行为，当资源耗竭之时，个体就会出现复吸行为。所以，为了使这些资

源不会枯竭，能够源源不断地为你提供保持操守的养分，我们除了希望你本人可以通过运动、绘画、正念等活动提升自己的自我觉察、接纳自己、情绪调节的能力外，我们也会不断地促进各戒毒所、社区和相关机构能根据自身资源发展出具有特色的活动，让治疗方案更具多元性，你要相信，我们永远都在。

小思考：

- 我在吸毒之前的梦想是什么？
- 每年生日给我发生日祝福的是谁，其中我最期待的是……
- 当我闭上眼想到家庭，我第一幕想到的是……实际情况是……我愿意为了这一幕做什么？

4. 怎么做就坚持住了？

我必须挺住，才能有新生活：帮助你回归正常生活、回归社会是我们最终的目标。你可能有不同的心理或现实需求，面对这种情况，专业人员会根据戒毒者的不同问题和需求将你转介至其他服务机构，如精神科、职业咨询、心理咨询、经济协助、儿童照护等机构，这并不是不负责任，把你推向别人，而是真正做到对你负责，从根本上解决你吸毒的问题，我们还会通过社区、相关政策的制定等方式，帮助你解决现实问题和长期的心理问题，寻找生命中的积极支持和正向力量，降低复吸的可能，回归正常生活的同时降低社会问题（图 5-13）。

“我是中国唯一一个有犯罪史、有吸毒史的，但国家最高禁毒委、国家禁毒基金会、国家共青团委联名给我颁发了一个荣誉证书，能得到国家的认可，我非常地荣幸。”

“第一次他们在我面前吸（毒）的时候，我就想着我妈临终前说的话，如果我再吸毒，她死后也不得安生，所以我告诉自己要抵制得住诱惑。当他们在我面前吸第二次、第三次时，我根本就没有想吸毒的感觉，根本就不会去想这些事情。”

“无论我在救助中心遇到质疑、猜忌或者是排斥，我都依然告诉自己要坚持下去。我想让我身边的所有人对我们这个群体的态度有所改变，这也是我当时戒毒的一个初衷。”

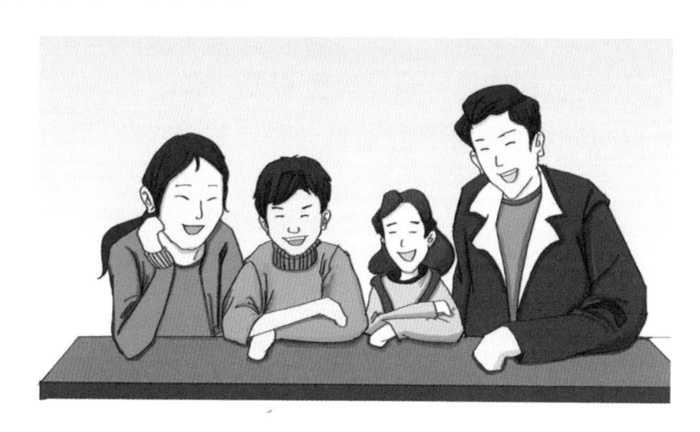

图 5-13　家庭的和睦与陪伴是最宝贵的财富

另外，你的情绪问题也是需要及时解决的，因为吸毒这件事情本身也会降低你的情绪处理能力。针对情绪和动机方面的调节和培养，我们会整合社会资源，让你拥有更多助力，有更高的追求，你也会产生更强的戒毒动机。

你要学会磨炼意志，抵制来自“毒友”的诱惑，从而远离毒品；在开启戒毒的过程中，断掉与所有“毒友”的联系是非常重要的一步，因为只要一进入“毒友”的圈子，就不可避免会再次陷入“毒友”的诱惑中。有条件的话，我们还是建议你更换生活的环境，开启一个从内到外新的开始。

世界上的事都没有容易的，你也知道戒毒先戒“毒友”，可一旦吸了毒，很快身边就没有不吸毒的朋友了，我理解你每次兴冲冲地从戒毒医院和戒毒所出来，正对未来的生活充满希望时，遭遇到生活扇过来的重重的一耳光。并且当你在吸毒的时候，原来的同学、同事、朋友，一直在努力向上，差距越来越大，当你想重新来过的时候，却发现离他们太远了。你想融入社会，但是跟新朋友和同事在一起的时候，不知为什么总是觉得比别人矮半头。反而觉得跟以前那些吸毒时候的朋友在一起，才是最舒服的，因为他们和你一样有共同的背景，甚至有些是从小长大的朋友，跟他们在一起那么放松，安全。但我希望你一直记得，只要其中一个还在吸毒，这个环境对戒毒者来说就是危险的。

因此，我也希望你能理解大家，如果是你，你也会这样做，而且这一切不是你的错，是毒品的错，但你选择毒品也要承担一些责任不是吗？建立朋友圈子支持系统，需要克服一些不适感，需要时间，更需要理解，这些都是正常的，你要永远记得，自己究竟想要什么。

我希望你记住这句话：要学会爱自己，寻找平淡生活中的真我，才能不迷失了方向。

小思考：

- 原来的朋友都离开我了，只有毒友接纳我，我若不吸毒，就孤家寡人，对于这种关系我的态度是……我是否想过建立新的朋友圈？我是否想过通过帮助他人建立新的社会关系？或者通过真正的改变与主动沟通寻求以前朋友的再度认可？
- 邻居知道后，背后对我指指点点，议论纷纷，我虽看不到，但却明显感到……，我是怎么做的？
- 通过……我越来越好，感到自己的价值，感到日益充实的人生……

5. 怎么面对戒毒后的生活?

生命有意义，我会更阳光：无论是自主戒毒还是强制戒毒，在戒断成功后，你都需要通过持续性参加团体的方式，互相支持、陪伴、建立社会联结，从中体验正性情绪感受，达到维持健康生活的目的。现在，在正式的团体干预中和一般社区的互助中会普遍使用十二步骤协助戒毒者维持戒断状态，正确发泄负性情绪，发掘心理资源。另外，你也可以尝试以下方法来学会心理自助（图 5-14）：

帮助其他成瘾者：“……我就下定决心要当禁毒志愿者，也不再吸毒，做一个对社会有点用的人。于是我到处去向其他志愿者进行宣传，若了解到有人吸毒，我都会无条件地帮助他。

寻找自己想要的生活：“无论是自愿的或者是强戒的，其实在这个过程后，追求一种平静的普通生活，是最重要的事情。”

学会寻求资源：“你回去之后希望社区能够给你什么样的帮助？”“现

在我们回去最大的问题就是就业、住房。”

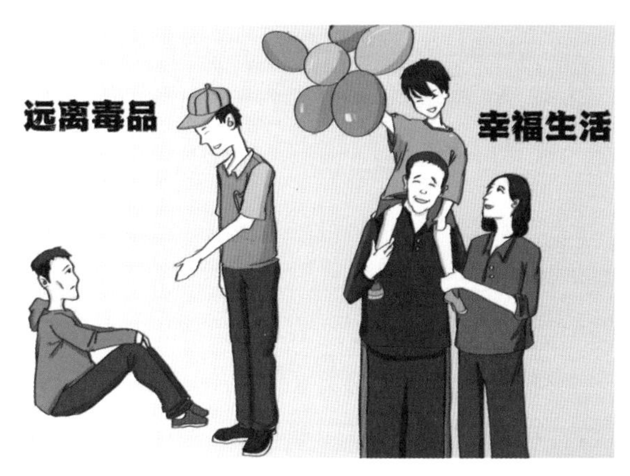

图 5-14 选择相信与付出，你会得到不一样的收获

戒毒之后的日子并没有想象得那么好，那么顺利，依然充满困难和未知的恐惧。不一样的是，在遇到各种困难和挫折的时候，你不需要用毒品来解决不良的感受，康复之后的生活在遇到其他人也可能遇到的问题时，不求能给整个家庭提供什么样的支持和帮助，但至少你不再成为那个拖累，甚至可能成为解决困难的主力，帮助家庭成员一起度过这个困难，而这是那些还沉迷在毒品兴奋中的人想都想不到的，你活成了自己心中最想要的那个样子，就是对自己、对家人和社会都有意义的人。

小思考：

● 找工作难，有案底的现状让我痛苦，面对这种情况，我是选择自暴自弃还是寻求相关机关和部门的帮助，我对这些资源是否熟悉？

● 我寻求了不同途径的帮助，比如医院，强戒所，NA，社区，朋友，不同的咨询机构，不同的团体，在这些经历中我的感受是…… 我遇到的困难有……我的收获有……

● 出所后，我面临的困境有哪些？我当时选择如何解决这些困难，是否有用？

第三节 回归社会路上的坎坷：一个戒断十年的“瘾君子”的心声

上一节，我们“浏览”了戒断过程中遇到的困难，在回归社会的这段旅程里，这条道路并不是一帆风顺的，有的困难来自自己，难以抵制诱惑，甚至看到食盐都会产生吸毒的欲望；有的困难来自社会，一旦成为吸毒者并被发现，基本上就被贴上了“瘾君子”的标签；周围的邻居会让自己的孩子远离吸毒者，并且互相告知谁是吸毒者，并避而远之；工作单位拒绝招聘吸毒者来单位工作；谈恋爱，结婚也变得很困难，甚至家人也因为吸毒者而感到羞耻与焦虑，家庭弥漫着无法言说的难堪。

所有的这些，都可能使得你与自己的社会关系继续疏离，并有可能重复之前的吸毒过程，因为疏离和孤独而使情感受挫，因情绪调节不良而容易寻求毒品的安慰，进而复发。

本节会主要介绍如何应对社会的困难。同时，这位戒断十年的“瘾君子”也会将他的心声毫无保留地说给我们听，告诉你如何应对与看待，也告诉我们还有哪些方面需要继续努力。

1. 如何应对污名化与标签化现象？

“一日吸毒，终身戒毒”。对于污名化和标签化，吸毒者自身首先要认清，毒瘾并非需要戒一辈子，要对自己有信心；另一方面，也要清醒认识到，自己是没有能力去改变这种标签与污名化的，我们唯一能做的是不要被这个标签所影响。对于他人的误解，我们不需要去改变他人，更不要为此给自己增加额外的心理压力和负担。我们要自己尊重自己、关怀自己，并努力戒毒。

2. 如何应对社会排斥现象？

吸毒被发现后，立刻会遭遇社会排斥，网上经常报道某知名人士吸毒被抓，公众立刻议论纷纷，那个知名人士瞬间形象垮台，职业风光不再，最直接的是来自邻居的指指点点和各种眼光，以及对我们孩子和父母的歧视。其实歧视主要来自两方面，一个是客观存在的，另外一个是来自我们内心的自我歧视，社会层面对吸毒者的歧视不是一两天形成的，改变也并不容易，而我们最容易改变的就是自我歧视。我们回归社会的生活中总是会遇到一些不顺利的事情，而这些不顺利我们经常和自己的吸毒者身份联系起来，这就形成了自我歧视。有时候亲人和朋友经常给我们的反馈是，你好敏感啊，不知道怎么就发火了，就敌对了，或者具有攻击性了，这都有可能是我们的自我歧视造成的，因为害怕别人知道自己吸毒的身份，害怕别人在背后指指点点，只能把自己包裹得凶猛一些。我觉得你瞧不起我，我还瞧不起你呢，这可能也是一种暂时缓解的方法，但却不是长久之计。

3. 如何应对就业难现象?

回归社会后，如何融入社会，重新建立起面对生活的信心，是许多吸毒者和其家人所遇到的难题。为进一步做好戒毒康复人员就业和社会保障工作，巩固戒毒工作成效，促进戒毒康复人员回归社会，实现就业创业，走上正常的人生道路，社区、戒毒管理局、就业服务机构等多个机构与部门均制订了相关服务方案，在相关政策上也有所倾斜，对于做好戒毒康复人员就业扶持和救助服务工作，为戒毒康复人员重新回归社会就业谋生这些方面，我们一定要相信政府的力量。

当然，在个人技能上，我们也不能懈怠。个人能力与职位要求的匹配是任何人在择业时都会面对的问题。此外，在戒毒与戒断期间，戒毒者对某一项专业技能的提升，对于转移注意力，提升自我认同感，提升信心和对未来的期望都有所助益。

4. 如何应对内在羞耻感?

成瘾问题有很多种类型，比如：网络成瘾，酒精成瘾等，但吸毒成瘾这个问题是在所有的成瘾问题中更能带来耻辱感的。因此在家人知道之后，无论是妻子，丈夫还是父母都会尽力地替吸毒者遮掩吸毒的事实，甚至不惜与吸毒者一起编造各种谎言来掩盖事实，对家庭来讲，这个好像是唯一的办法。我们也不是在鼓励大家把这个事情公开，而是在描述一种现象，希望你能找到同感，毕竟在这样的情况下，一个吸毒者或者家庭可以获得的支持途径或者能帮助的机构太少了。

5. 如何应对"复吸"的诱惑?

拒绝复吸最重要的是要切断念想。最核心的是坚决的态度。无论是远离朋友圈、不吸烟，还是重新建立生活方式，都是为了让我们自己知道没有毒品的生活更好，毒品是一个绝对不能碰的东西，它会让我们现在拥有的一切消失，要珍惜现有的一切。

6. 如何正确看待"强戒"这件事情?

大部分被强制隔离戒毒的人，如果问他是怎么被抓进来的，大部分人都会说：别提了，点儿背呗。会觉得因为吸毒被处理是不走运，但从来没有人认为是因为违反了法律。

有一部分人会说："我刚刚来到戒毒所的时候，对吸毒违法这个法规非常不满，我花自己的钱，我毁坏自己的身体，没有伤害他人，唯一伤害的就是我自己，大不了就是我的家人，为什么要抓我，为什么要把我关起来，这个太不公平了，等我出去了我还要抽，我恨所有的人。"但我还听到另外一部分人则觉得这是一个带着未知和不安的机会，认为"至少在这里不用被毒品束缚和捆绑，但是我出去后怎么办，我的生存环境，我的工作，我怎么重新开始，我不知道，我很害怕。"。

出去之后的事情我们先不说，我们只说第一种情况，吸毒者从来都不知道自己的认知是有问题的，问题不是在于吸毒对错的这个事情上，而是明知道吸毒对自己和家庭造成伤害，却要用这种伤害自己的方式去报复那条认为不公平的法律，报复认为错待自己的那些人。

7. 如何面对各种各样戒毒的"困境"？

在尝试各种各样的戒毒方式，但最后都失败后，你觉得死可能是唯一解脱的方法，甚至死都希望自己舒服地死去——吸毒过量而死。但有时候内心却有那么一丝不甘，不希望死后邻居在自己亲人的背后指指点点，说他们家的谁谁谁是吸毒死的，你认为自己该死，但家人不该承受这些。而这可能是你活下去的希望。既然死都不怕，还怕活着吗？复吸并不代表失败，也不代表你使用的方式不对，复吸是一个过程，反复就是这个疾病的特点，你需要的是学习如何预防复发，而不是忽略它或者等着复发，预防复发有很多技巧，需要警惕，需要学习。比如：可以通过梳理自己每次复发的情境，来总结高危情境，每个人都不一样，但至少可以了解自己什么时候可能是危险的。

医院、强戒所、NA、社区，朋友，不同的咨询机构，不同的团体，社会可用的资源其实挺多的，但主观态度不同，水平不同，情况不同，结果也不尽相同。

你会觉得戒毒医院没有效果而且非常贵，那是因为戒毒医院只是戒毒康复的开始——躯体脱毒，其实躯体脱毒后还有大量的工作要继续，但是你总是想简平快就能解决问题，请注意你不是只吸了一次就到今天这个程度，所以戒毒也不是一朝一夕可以解决问题。

很多人对强制隔离有看法，有意见，认为这是一种处罚手段，的确从国家治理上，强制戒毒是一种社会治理的行政手段。但是这种手段对我们的积极意义是什么呢？至少在戒毒所的这两年里不需要再经受毒品的折磨和捆绑，有时间静下心来学习一些技能和思考一下人生，但是大多时候你只会盯着事情最不好的那些地方，比如你觉得强制戒毒不公平，你没有伤害人，却要隔离两年，这里是个大染缸，认识的人更多了，出去不抽才怪，等等，所以不会去看事物积极的一面，这就是你的问题了。

保持操守对于大部分人来说是最容易感受到无力感的部分，同时多次的失败会让人产生习得性无助，上面说了这么多，只是想告诉你，平常心。因为大部分人都会复吸，社会的歧视我们也无法一时改变，一些关系也要我们努力去改善，但是当我们跳出自己的牛角尖，用实际行动去证明你也可以更好，不因为失败而自暴自弃，不报复性吸毒时，也许能够看到一个全新的世界。

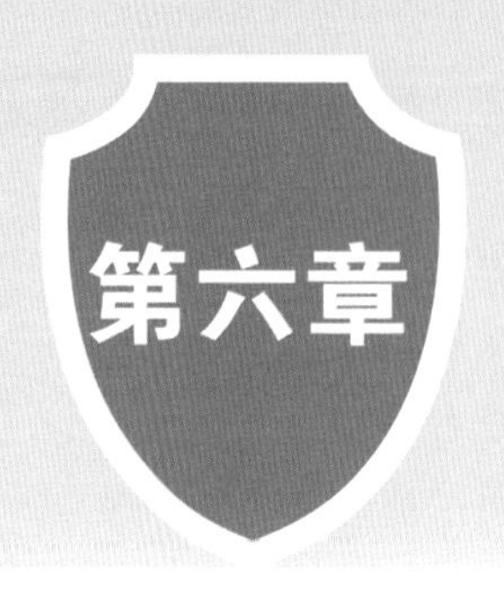

第六章

戒毒故事

本章主要介绍与戒毒者的访谈内容，已隐去被访谈人员的真实姓名，通过分享4个真实的戒毒小故事，反映戒毒过程中的真实情况，其中有一些积极案例，有一些消极案例。可以明确的是，即便我们有多种治疗方案、团体辅导、政策要求，甚至是获得免费的戒毒机构和社区的支持，我们都不能做到让戒断过程一帆风顺，因为这就是戒毒的真实情况。

在阅读过程中，如果你能够寻找到哪怕有一点认同感、有一些思考，能够缓解孤独，增强信心，了解毒品的反复，对未来有更强的希望。笔者相信，我们的努力就没有白费。

1. 强戒所的故事：直面现实，了解真实

刚刚进入强戒所的时候，无论是主动寻求强戒的帮助还是因为被动进行强戒，每一个成瘾者的心里都难免会对强戒所有非常高的期待，尤其是在知道毒品的危害后，总是期望强戒所能够带给自己天翻地覆的改变，但是，正确看待强戒生活，摆正强戒过程中的态度，提高对毒品和恶性交往的警惕性是入所后需要注意的重要内容。

下面我们就跟随戒毒者阿强的视角看看强戒所的生活，了解他在入所时的情绪困扰和同伴相处时的人际问题，以及出所后需要面临的社会生存问题等。

1）入所时刻，不安的起点

当阿强坐在自己的床铺上时，仍有一丝的不真实感。记忆还停留在被

朋友电话呼唤说尝点好货中：当在朋友家吸食完，破门而入的警察将自己带走，随后尿检阳性，等待自己的是两年的强戒之路。想着害自己被抓的朋友，他心中满是怨恨。

入所的第一夜，阿强躺在床上无法入睡，睁着双眼盯着天花板，毒品在体内的“运作”让他更加无法入眠。

阿强想起第一次与毒品的相遇，朋友说道，“这个东西不上瘾，和原来的那种毒品不一样，你不会依赖它，一段时间不吸食也没什么反应的，这可是有钱人才能享受的东西”。到后来阿强第一次吸食，第一次被家人发现奇怪的行为，可能家人都不知道他在做什么，再到后来被警察抓住，写下承诺书，被家人从警察局接回，看向他的眼中混合着失望、不相信与愤怒。他当时心想着不能再碰这东西了，原以为那次就能和毒品彻底说再见，但随之地烦躁不安、难以入睡、疲劳无力，被焦虑和抑郁情绪笼罩，让他再次翻出了家中藏匿的遗留毒品。他想着偶尔一次的吸食不会有问题。然而控制不住的欲望，还是联系了能给到货的“朋友”，此后不断沉迷又谨小慎微地不让家人知道。可是哪有那么容易隐藏，当他再次被家人发现时心里害怕极了，拼命求饶，求妈妈不要报警，妈妈心软了，说相信他一定能戒掉。可妈妈没有等到他的康复，却等到了自己孩子去强戒所的消息。

这时阿强耳边一个声音传来：“第一夜都是不容易的，习惯就好了，有什么事和我说，放心，进来好好戒，出去又是一条好汉。”转过头，阿强看到了阿明，阿明是寝室长。随之而来的其他的舍友，他们都鼓励着阿强。那份刚入所的不安似乎也在慢慢消散。

2）情绪需要一个出口

等到适应了强戒所的环境，身体脱毒到了尾声，就开始进行毒品知识的学习。在介绍新型毒品的视频中，播放着动物实验中死亡的动物，吸食新型毒品后的精神状况受到影响的人们弑妻杀母、坠楼、毒驾……阿强面无表情地看着影片，内心却充满波动：

阿强想起自己打开又关掉的煤气，想起吸多了出现幻听时一个声音告诉自己跳下去，当一条腿已经迈向窗外，而另一个声音又将自己拉了回来。

阿强感叹道“好险，我还没有走向死亡，好险，我还没有伤害我最亲的人。”

“好幸运我现在还可以呼吸，还可以有未来。”

3）未知的未来

阿亮是第三次进来强戒所，熟悉了强戒所的生存之道，没有人敢欺负他。他度过了前期身体脱毒的阶段，时常涌现出烦闷感，毒品不断地闯入他的脑中，不受控制。想起第一次强戒时的信心满满，就像看着现在的阿强一样，迈出强戒所的那一刻，身体就不由自主地走到了毒品的方向。很快第二次强戒就到了，不像第一次表现好可以提前出所，他也就没了表现的动力。跟着室友聊聊天，吹吹牛，日子倒也过得很快。等到第二次出所时，想着可不能像第一次一样了，他换了一个城市，重新开始。在谁都不认识的城市里重新打拼，辛苦也伴随着成果，但高危的情绪仍然会不时地出现，孤独，被家人的误解，隐藏自己的戒毒经历，委屈，太多的情绪需要一个出口，而每个城市找到货源的地方又如此地相似，只要想找，总能找到。于是阿亮再次地沉沦。第三次的强戒，他好像没有了想要改变的动力，似乎尝试脱困，却又总是陷入困境，而家人也彻底对他失去了信心，不再像之前强戒时来探视。似乎戒毒的想法在一次次的复吸中被彻底磨灭。

那是一个闷热的夏天，来了位讲课的老师，闷热的天气，拥挤的空间，让阿亮异常地烦躁，听着老师讲的内容，只觉得心中烦躁，实在忍无可忍，于是说道，“你讲这些有什么用，那些院士来了都弄不好，现在热死了，到底什么时候可以结束。”老师回应阿亮的情绪，但阿亮只觉得委屈与生气，再次说道，“你说这些有什么用”，指了指隔壁位置上的阿强，“等他出去了能找到工作吗？”

阿强低头并不说话，思绪想到因为强戒被辞掉的工作，强戒两年的时光，外面变成什么样了，还能找个新地方重新开始吗？是否动态管控到哪里都会有突如其来的尿检？还能重新开启新的生活吗？强戒虽苦，但是天然地把我和毒品隔开了，出去后，我能承受那些引诱吗？阿强面对即将出所，也迎来了未知的担忧。

在出所时，阿强带着自己在课上探索出的高危情境和高危内在，学习到的认知情绪转化技巧。而这些要面对外界的荆棘丛中，他的武器远远不够。

直面现实，了解真实。这篇故事是多位戒毒者的真实经历，无论是戒毒中心还是强制戒毒所，这些情况你有可能也都会遇到，当然很大可能是都不遇到，但是对于即将开启一种新的生活模式的你来说，我们写出这个故事，是为了给你打一剂预防针。

当然，康复之路并不会因两年的强戒结束后而结束，康复会伴随漫长的一生，应该努力寻找资源帮助自己走过康复之路的辛苦和不易。在社区的禁毒社工、NA 的组织、医院和家人的陪伴下，依靠国家给的强大支持和资助，顺利地走完戒毒的康复之路。

2. 家人的力量：误入歧途，是亲情与责任让他重新看清前方

“这个特别好抽，而且能减肥，你要不要试试？没什么不良反应，我肯定是不会害你的。”

当一起长大的朋友拿着那一小袋像冰糖一样，名叫冰毒的东西问路西要不要试试的时候，她刚和男朋友分手，处在情绪的低谷。二十四个小时那么长，每一个小时都充斥着失去的痛苦。为什么会被分手呢？是自己不够好吗？还是因为自己有点胖？所以当朋友说吸这个不仅能消愁还能减肥的时候，路西败给了自己的好奇心，将它接了过来。路西什么都不了解，冰毒这个词都是第一次听说，她只是单纯地相信了一次朋友。然而，朋友没有说冰毒很贵，没有说吸冰毒会上瘾，更没有告诉路西吸毒会违反法律。

路西抽了几口，没什么反应，又抽了几口。慢慢地，身体被一种轻松感包裹，之前的烦恼和痛苦仿佛被带走了一般。抽后的几天，她只是陷在沙发里玩着手机，不需要睡觉，不需要吃饭，甚至因此掉了好几斤。她还感到一种莫名的兴奋、愉悦和自信，就算一局游戏输了，她也只是觉得是队友的问题，拖了她的后腿。那种自信让她觉得自己无所不能，像是被充了气一般，变得“高大魁梧”。但当毒品的效果过了之后，路西似乎变成冬眠前的兽，疯狂地寻找并且摄入食物，随即就身心俱疲地进入了漫长的深眠。两天后，她醒来，痛苦也随之而来。她的头是晕的，肩是酸的，连抬手都要消耗不少力气，但更难熬的是和兴奋愉悦相反的，比之前更甚的焦虑和压抑。她给朋友打电话，说自己还想抽。自此之后，路西一会儿是逍遥的散仙，一会儿是冬眠的熊。她进入了两个状态间的无尽循环，而且还是自费。对的，朋友开始向她索要冰毒的费用了。

她那时还年轻，正处于没有储蓄没有资产的 18 岁。当手头的钱全都

花光后，她想到了自己的父母。印象中的父母是爱她的，尽管他们很忙，把路西寄养在了爷爷奶奶家。在爷爷奶奶家的生活是无忧无虑的，他们不曾给路西提过要求，只是无条件地宠爱着她。直到上了初中，路西才开始长时间地和父母住在一起。高二的时候发生了那件事，路西和几个同学因为做了违反校规的事情被班主任当众批评训斥，那是对她的自尊心极大地伤害。她决定不去上学了，于是每天早上不起床，哭喊着跟父母说：让我去上学还不如让我死。可能是她一直以来的生活太顺利了，现在想想，那次批评算什么呢？父母最终妥协，让她跟着家里做生意，或者出国留学。她选择了前者，但那只是为了敷衍父母，她并没有做她父亲让她做的任何一件事。父母可能是为了补偿前半生对孩子的忽视和放任，所以对她几乎是有求必应，尤其是在物质这一方面。想到这里，路西只好给母亲打了电话：“能不能给我打点钱？”一番虚假的解释后，钱到手了，她又去做了回神仙。

在这个美好的年纪，本应光鲜靓丽的路西，在她贩毒的朋友被抓获之后，她很快被警察拘留了。吸毒的这个经历，正式被存入了她的档案。被拘留的两天里，她经历了从最初的恍惚、茫然、疑惑、焦虑、到最终恐惧的转变。这时她才认识到冰毒对个人和社会的危害，害怕着她要承担的后果。路西心想，我出去就会戒的，绝对不会再进一次警察局。

这些之后，路西两个月没有使用冰毒，但并不是因为她不想用，事实是，她不知道该找谁买。直到之前贩毒的朋友的弟弟来找她，表面与她寒暄，暗地试探她是否还需要“补货”。路西毅然决然地拒绝了，并对摆脱了毒品的自己越来越有自信，似乎大好前程就在眼前。但朋友的弟弟的出现，像是种下了一颗种子，让路西每到深夜，每到茫然无助的时候都会无数次地拿起手机想要联系他。几周后的一个晚上，路西没有忍住，将短信发了出去。那个男生很快回复，并且和她约定了见面交易的时间。他甚至将路西拉进了一个微信群，名字叫“读友”。自此之后，路西会时不时跟那个男生买冰毒，偶尔还和“读友”里的人约着找地方一起抽。他们在群里交流时会用一些暗号，用“读书”代表吸毒，用“沙冰”代表冰毒，这种掩耳盗铃似乎麻痹了路西，让她有种自己真的在认真读书的错觉。

下一个转折点发生在路西和父母回老家的路上，前一天她刚刚跟“读友”的人一起使用了冰毒。在路过检查站的时候，她因为有吸毒案底而被当众要求尿检。结果是阳性的。这是她第一次知道原来有吸毒史的人在经过检查站的时候会被要求尿检，第一次知道别人在听到“吸毒”这个词后会用那么犀利的眼神看向她，第一次知道当秘密被揭露后，她会慌张到无从辩解，羞愧到无地自容。路西欲哭无泪，她又想到了那个最初引诱她吸毒的朋友。她相信了一个不该相信的人，她以为的朋友只是把她当作一只待宰的羔羊而已。她恨她，也恨自己。

这次，路西被安排进了强戒所。这不仅证实了父母近期的怀疑，也让她不得不正视自己空虚的、被毒品吞噬的精神、思想以及钱包。强戒所里教的知识，让路西第一次意识到自己吸毒之后的变化原来是有迹可循的，原来自己感觉虚弱没力气，想暴饮暴食，记忆力变差，性格变得暴躁易怒，也不再愿意和人交流沟通、出去玩耍，都是因为冰毒的影响。在这里，最不缺的就是时间，路西有很多时间去思考和自省自己曾经的所作所为。毒品带来的天然滤镜被打破之后，她终于看清了自己的模样：“我不是乐观、热情、脾气很好的一个人吗？我明明不该是这个样子的！”也是近几年来的第一次，路西能在清醒状态下放下恐惧。

出去后的一年是平淡且幸福的。父母转移了在北京的生意，带着路西回到了老家，给她找了工作，并且经常陪在她身边。路西在强戒所积攒的耐心逐渐在父母的叹息和亲人的劝说中消耗殆尽，不是不知道他们的初衷是为她好的，但她似乎觉得自己已经戒毒的经历让她无所不能，让她不会再受毒品的摆弄。一次工作上被领导训斥后，她打开了尘封已久的旧手机，拨通了一个许久未联系的老朋友的电话。那是个她曾经有好感的男人，同样是“读友”的一员。

他们恋爱了。因此，她不顾家人的劝说，辞掉了老家工作，再次回到原来的城市。刚开始，一切都好，热恋的人看什么都像钻石一般坚固、像初春一样温暖。唯一让路西蠢蠢欲动的，是男友在她旁边吸毒时的神态。他从不邀请她一起，但路西似乎能从他的每一次动作中看到一只虚幻的小手，在牵着她去摸一摸装毒的袋子，领着她闻一闻男朋友抽完后衬衫的味道。她心存侥幸，她戒了毒了不是吗？抽一两次也没事的吧？抽到两三次的时候，她又想：我就抽五六次的话，也不算多，应该不会很难戒吧？抽着抽着，路西又进去了。

第二次进强戒所，她体会到的内疚和羞愧远比第一次来得强烈得多，尤其是在得知她的母亲得了肺癌后。父母一直没有放弃她，一次次从老家坐车来探望。直到后来母亲因为做手术和化疗，不方便出远门，他们来看望她的次数才变少。路西已经快30岁了，母亲更是不年轻了，这么重的病，本应是她尽孝的时候，她却在这里。太对不起父母了。她回想反复吸毒的这些年，不是到了强戒所才有戒毒的想法的，平时也有。但总有太多事情在干扰她的决心，有时候是生活上的，像是和父母吵架，和男友有矛盾，有时候是工作上不顺心。其实都是借口吧，为了多抽一口而编造的借口，所以放大这些日常的、平凡的烦恼。哪里是现实残酷，明明是在自欺欺人，一边消耗着家人的爱与关心，一边被欲望奴役。她还在强戒所里，不正是因为她一次又一次地错估自己的自控力吗？所以这次路西做好了与家庭共存的准备，她不会再逃避父母的关心和爱护，不会再一味地骄傲自大，不会再以为只依靠自己一个人就能戒掉冰毒。如今她已经有了足够的知识储备，详细的计划和对自身局限性的觉悟，她相信这一次走出强戒所的门后，一切会慢慢变得更好，未来会逐渐变得清晰。至少三个月后，她就能陪着母亲做一次检查了。

在路西的故事中，我们看到了她在决定戒毒时经历了无助与迷茫，最终通过情感强烈触动和感受到真诚与爱的促进因素，开始真正地思考自己在这个社会中的意义，她不仅仅是个人，她还有父母，有自己可以主导的未来和无限的可能。

她在第一次使用冰毒时只知道这个可以减肥，因此选择相信朋友，她虽然知道冰毒是毒品，但是对冰毒的成瘾性毫无了解，这是首次使用毒品经常会出现的情况。当一段时间规律地使用后，冰毒开始影响她的身体，学业、人际关系、家庭关系，经济状况，并且她开始为了购买毒品欺骗家里的金钱的时候，一切已经到了失控的边缘。此时，强戒生活的突然到来是把她从第一次失控中拉了回来，为她提供了毒品隔离的空间，反思的引导；出所后，她的父母做出了非常正确的决定，举家搬离原来的城市，让她尽可能远离原来的"毒友圈"，并通过为她找工作而提供回归社会的动力。但他们忽略了一点，恢复是一个终生的过程，在出所后，他们并没有联系社区以及相关的心理咨询师，对她的思维认知、与过去的和解、寻找未来新方向、提升应对方式等进行进一步指导与提升，因此，当她在回归社会的过程中没有办法正确处理人际、工作、生活、金钱等关系的时候，她就又会选择回到之前所谓的“舒适圈”；第二次强戒，母亲患病的这件事促使路西主动寻求帮助，重新去看待自己的选择与结果。同时，通过正确的引导和咨询，她可以对自身性格的优点进行发掘，在内疚中找到新的方向，主动成为家庭的融入者，而不是用戒毒者的身份束缚自己，这种转变与家庭无私的支持，强戒所正确的引导，路西自身对未来和对毒品认知的转变都无法分开。

3. 自己的力量：相信自我，合理评估自我，在努力的同时主动寻求帮助

外面的雨下得很大，像豆子一样噼里啪啦的掉下来，砸得人心里慌慌的。但是，王强挺开心的，他感觉自己挺放松的，可以暂时想不起来那些让他恐慌的情绪和感受。如果说在尝试之前他还有些忐忑，现在他更多的是感到兴奋和快乐，就像是有人带着他前进，这远比无效的聊天，单调的社交，无用的关心，更让人感觉轻松和愉悦，果然，不愧是甲基苯丙胺，外面的雨声都像是在为他的决定欢呼，给他的工作节奏打拍子，兴奋的途中，王强长出了一口气，心想，这是一个好东西。

其实，王强最近一直挺烦的，不知道从哪一天起开始了屋漏偏逢连夜雨的连环攻击，先是怎样也忙不完的工作，甲方荒谬的要求使得自己有加不完的晚班，原先自己的冷静与从容好像在被一点点撕碎，换上了各种手忙脚乱和措手不及；每次父母都会问最近的工作状况如何，进展得顺不顺利，但真的是自己站得还不够高吗，让大家看不到自己的情绪？回家后，老夫老妻的交流也无非是今天看了什么，和别人说了什么，今天的菜好不好吃。可是，他本就不是爱吃的人啊。是她们忘了吗，还是他忘了，忘了自己已经长大了，丧失了倾诉和委屈哭泣的权利？所以他只能更加地投入到工作中，也许证明自己过得很好的最好方式，就是让所有人放心，但为什么感觉自己陷入了一种死循环，越来越失去了控制一切的能力。

吃完饭洗过澡后，王强在阳台上点了一支烟，想把这些情绪都随着烟雾吸进身体里，消化在烟雾里，但今天的眼睛看到的景色，似乎有些不同，

好像过于迷茫，又格外清晰，今天的烟好像没有了劲儿，同时他能感受到他脑中清晰地浮现出一串名词，甲基苯丙胺，他记得这个能够让人兴奋，更有精神，又不会上瘾，对身体也没什么影响，自己完全能够控制。他想了想，眯着眼睛看了看手里燃烧的烟头，又回头看了看还在收拾餐具的妻子，他把最后一丝火光捻灭在面前的烟灰缸内，滑开手机，联系了之前很久没联系的大学同学，他知道，这个人可以给他他想要的东西。

王强在聊天框里输入“给我来一包”，没多想就发送了出去，立即就收到了对方的报价，不贵，这代价着实不大，转完钱，王强拿着烟灰缸走到厨房，用水把烟灰缸冲干净后，漱了漱口，从后面环住了他的爱人，爱人也用手包住他的手，轻声问他，是不是太累了，他也轻轻地说了一句“嗯”，爱人轻抚着他的手，转身抱住他，安慰地抱了抱他，对他说，辛苦了。

当天晚上，王强躺在床上，想起了自己的过去，好像自己从不会示弱。优秀要强的父母和优秀的家族不允许自己的自怨自艾，自己的童年没有打骂，没有对比，当然，也没有什么沟通。这些不快乐像是自己强加给自己的压力，这样好像也不错，自己的一生在这种压力底下过得还不错，无论是学习还是工作，都很不错，有着不错的经济基础，有着不错的生活，有着不错的荣誉，可能说明自己也真的不错吧。这说明，要想过得不错，就真的不能有错吧。

没再多想，王强闭上眼睛，想着要好好珍惜这得来不易的不熬夜的休息日。

东西很快到了，王强拿着它回到办公室的休息间，就像拿着一个普通的快递一样，没有任何的异样。快递甚至标明了第一次使用的推荐用量和使用方法，他没多想，就着烟抽了一点儿，听着窗外的大雨，他感觉到了一种久违的轻松和可控制感，雨点一点一滴地砸在窗子上，王强只是觉得舒爽，通透，闭着眼休息了一会儿，他重新坐到椅子上，打开那个改了3遍的PPT，突然就明白了，自己这个PPT缺少的是什么，和自己一样，是被人读懂的灵魂。

其实，从使用甲基苯丙胺开始，王强的生活没什么特别大的变化，一周一到两次的频率而已，每次就是一根烟的时间，需要熬夜的时候会在自己的休息室抽一根，精神精神就继续干活儿。身边的哥们儿都没发现，更不用说他的父母和爱人了。王强感觉处理工作的精力充沛之后，对于父母关于事业和学业上的关心，自己有了更多的精神去回答，父母好像也对他有了更好的评价，自己感觉又恢复到了过去的冷静和从容。但是，好像自己对于工作的要求越来越高，越来越难以满足自己的要求，自己需要处理的事情也是越来越多，越来越容易烦躁，加班的需求也好像更多了起来，自然，对于使用甲基苯丙胺的需求，也好像多了起来，但是，王强感觉自己可以控制，无论是情绪还是用量。

那天，王强的朋友，也是他的合伙人刘下到他的办公室问他招标材料的进展，他没由来地胡乱摔了一下鼠标，烦躁地说："你着急你自己来，一天到晚就知道催。"刘下深深地看着他，眼神动了两动，最后还是什么都没说，默默地走出去，带上了门。过了半个小时，王强收到了刘下的信息，简短的几句话，"强子，如果你有什么困难的地方可以跟我说，但你不觉得你最近发脾气的频率有点太高了吗？"他看着这条信息，抬眸看着自己改了一个通宵，却又改回原样的那条线，想起爱人前天冷战后对自己说"我怎么觉得你现在变得这么容易生气呢"，沉默地点燃了一支加了料的烟，他觉得这支烟和那天的烟有点像，怎么又没什么劲儿了呢？

警察来带他走的时候其实王强真的没想到，但好像又是冥冥中，爱人和父母都知道了，可能是该知道了。第一次拘留回来，父母对他说，"你真是很丢人，有什么过不去的事儿，非要抽这个玩意儿"。爱人对他说"你这么忙，怎么会有空吸毒，而且你看起来真的一点都不像是吸毒的人，你有什么可以跟我说啊"，他对自己说，不就是抽点甲基苯丙胺吗，这么多年大风大浪我都扛过来了，这点儿东西有什么难的。然后，当他第三次尿检呈阳性，终于需要强戒的时候，他感觉，自己可能是上瘾了。

第一次拘留回来，王强第一次主动戒毒，刘下给他讲了他的责任，用专业的支持帮王强分担工作，减少他的焦虑；父母和他一起住，时常会询问自己的压力，如果有什么可以和他们说；爱人会用温暖的话语关心他的身体和情绪，做好吃的饭菜安慰他的胃。但他总是可以在谁都不知道的时候，用平常的理由，走进冰毒的圈套里。

王强在强戒所里的时间总是安静的，冷静的，思考的，不容易快乐的。因为断断续续使用，冰毒现在对他神经系统的影响还没有那么严重，他很庆幸这么幸运，这么短的时间内就被抓进来，但他已经感到自己不容易感到快乐，毒品带给他心理和生理无法修复的伤疤。他无法想象再过几年，自己是什么样子。但也同样没信心自己回到生活中就能完全离开冰毒，因为他心里清楚，戒这个东西靠意志力。

王强是这样自主的人，这样独立的人。他不会主动去寻求帮助，他学不会在感觉压力时向自己的爱人倾诉，他没办法让已经觉得他丢人的父母再承受更多的抱怨，他不愿温柔的妻子因为他的事业有任何的压力，他会为了让朋友和爱人安心，假装不在乎，假装已经解决了所有事情，可假装终究是假装。

进入强戒所之后，他的想法有了一些变化。

戒毒是依靠意志力，可每个人能够承担的压力终究是有限的，不可能照顾到方方面面，不可能尽善尽美。家是港湾，这个港湾不应该仅仅能够停靠，还应该能够帮忙抵御外部的风浪。有时候，船只可以不必远航，不必背负太多的期待，不必独自抵御风暴和海浪，不必要求自己永远光辉伟岸，这些，都需要港湾静静讲给船只听。

回溯这一切，繁忙、压力、措手不及带来的焦虑、不安、烦闷的情绪貌似是让王强使用药物的导火索，此后他尝试着使用药物来提高自己的效率和缓解紧张的情绪。但是，我们可以看一下，他成功了吗？

很显然，并没有。他从一开始“控制”药物，到逐渐被药物控制自己的情绪、工作和生活，一切发生的循序渐进。在这一切不断发生的过程中，有一个因素我们不能忽视：那就是家庭。亲情很重要，我们看过非常多的案例，一个人在亲人因为自己吸毒发生重大变故或造成终身遗憾后幡然醒悟，痛定思痛，从此坚决戒毒。但是，更多的案例告诉我们这样沉重的代价并不是戒断的必要条件。在生活中的方方面面，当你确实感到不能依靠自己的力量来解决问题和缓解情绪，合理的向家人寻求帮助，是对自己和家人的负责。同样，当你处于戒断阶段，我也希望你能正视自己的意志力和极限。戒毒是依靠意志力，可每个人能够承担的压力终究是有限的，不可能照顾到方方面面，不可能尽善尽美。家是港湾，这个港湾不应该仅仅能够停靠，还应该能够帮忙抵御外部的风浪。有时候，船只可以不必远航，不必背负太多的期待，不必独自抵御风暴和海浪，不必要求自己永远光辉伟岸，这些，都需要港湾静静讲给船只听。

这个故事，可能主要聚焦了吸毒者，但是还是想写一个这样的故事，讲讲这个故事，让更多的人知道，平凡的普通人也有可能被平凡的压力击倒。家人，本应该主动去为对方做些什么，主动并且有效的关心有时是阻断那一瞬间吸毒情绪的有效措施，也有可能是阻断复吸的有力途径。此后，我们也会更加聚焦戒毒者的家庭，希望能够给家庭内部的压力提供一些团体治疗的帮助，这对戒毒者的家人来说，是双向救赎。

4. 社会的力量：两次进所，选择相信是救赎的开始

张三到现在已经成功戒毒 4 年了，到现在，他感觉压力小了很多，不是因为那些社会的压力通通不见了，不是因为自己以后不会接触到毒品了，也不是因为那些曾经“促使”自己吸毒的烦心事儿和无聊都烟消云散了，只是因为，这次他决定选择相信民警和社工。

回想他第一次进强戒所的时候，所里的学习让他知道了毒品的可怕之处，但是之前对于毒品的使用经历让他十分自信，他坚信自己只要想戒就能戒，无非是自己的意志力问题。对于所里的民警，他选择服从和听从，对于民警的一些开导和所里的心理辅导，他也不以为然，认为只要坚持过了这两年，出去就完事儿了，没必要惹什么麻烦。两年之后，张三出所，对于社区的管控也是能糊弄就糊弄，别人不主动联系他，他也绝不会主动找社工，因为从他的心里，他是真的觉得不是同一种人，你怎么可能了解我的感受，怎么可能真的设身处地为我着想，去为我这样一个有“案底”的人想办法融入社会。这三年，张三也一直做一些司机的工作，日子过得不好不坏，但是他知道，自己想要吸毒的想法从没有从脑子里真正摆脱。

三年的社区康复生活很快过去，在一次跟朋友的聚会中，张三又聊起了进戒毒所的生活，没想到他和朋友相谈甚欢，对于所里无聊的生活，民警的“不近人情”，出来后社区经常要你去检查的“偏见”，自己工作的不如意，面临的歧视等他疯狂“输出”，等反应过来的时候，自己已经坐在附近的一家 KTV 里重新开始吸毒了。说巧不巧，没有两个月，张三又进了强戒所。

第二次进所跟第一次比，张三的自信心明显下降了，因为他知道即便

自己成功戒毒了，生活也不会回到原来的轨迹，歧视、污名化、找不到工作、家里人的排斥等都无法解决，如果自己当初没有被抓进来，生活肯定要比现在好过得多。正是这种偏激的性格，让他第二次进所后的情绪非常不稳定，对于民警安排的戒毒任务也很不配合，甚至多次扰乱心理辅导现场，更是自暴自弃，对于未来的生活不抱希望。

得知这一情况的民警多次找张三谈话，但是张三总是低头不语，不认同也不反驳，甚至有时候会发出几声轻蔑的笑声。面对这种情况，民警除了耐心开导张三外，也多次联系张三的家人了解具体情况。通过对张三家人的多次走访，民警了解到自从上次出所后，张三虽然因为工作性质的原因没有受什么影响，但是张三的女儿却很少来看张三，除了逢年过节的微信问候，平时基本没有交流。再问下去，才知道女儿在外地上大学，因为觉得自己父亲吸毒丢人，所以跟学校的朋友说自己经常出差，所以寒暑假也可以留在外地打工，不需要回家。而张三每次给女儿打电话都会被女儿以在忙为理由挂掉。

得知这一情况的民警一方面组织所里开展家属心理辅导活动，向家人们强调戒毒过程中家庭的重要性，以及保持操守中家庭支持的重要作用，此外还提供对家庭成员的心理辅导，为家庭成员的压力提供纾解的窗口，帮助戒毒者重塑家庭支撑。另一方面，组织心理剧、家庭探班活动，逐渐打开张三的心扉，让他意识到自暴自弃不是解决问题、重塑家庭关系的办法，并且通过对女儿的开导，让女儿给张三打气，定期来看望张三，并通过信件的形式表达对张三的期待，逐渐使张三重拾了对出所后生活的信心。

出所后，社工再次主动找到张三，询问出所后的困难，这次张三没有选择忽视，而是主动提出他现在面临的新问题，比如自我成就感低、工作受到影响、面对生活很迷茫等。社工们没有着急说教，而是从定期通知张三尿检，到关心他的工作和生活，逐渐拉近彼此的距离。在沟通中，社工了解到张三虽然工作稳定，但是工作并不能带给张三精神上的满足。因此，社工小心翼翼地试探，希望张三能够成为一名禁毒志愿者，将学到的禁毒知识传播给更多人。同时，社工在了解到张三一直梦想开一个小吃店，这样能够尽量陪伴在妻子和孩子身边时，为了帮张三找到合适做餐饮的好门面，社工四处打听，帮他向市场监管部门、税务部门咨询，争取税收减免政策。终于，在大家的共同努力下，张三的小吃店开业了。

现在的张三回首过去十多年的时间，感慨地表示一定要将志愿者工作进行下去，这是一个利人利己的事情，在当志愿者的过程中，他真正感受到了价值感。同时，他多次表示，正是因为选择相信，相信民警，相信社工，同时也相信家庭，相信自己，他才能够重新找回正常的人生。

现在，他真挚地告诫大家，一定要远离毒品，拒绝“第一口”。

张三的生活已经开启了新的篇章，现在他还会每天对自身的状态进行评估，关注自己情绪和心理的变化，因为他深知，恢复是一生的事情。他知道自己想要过什么样的生活，要想拥有这样的生活，只有更好的自己才可以不断推着自己前进，而不是通过使用毒品来逃避，或者去获得没有现实依据的快乐来麻痹自己。通过自己的努力，他逐渐用自己的实际行动和表现与家庭和解，重新燃起为事业再拼一把的勇气和信心，这些都成了他回归社会的动力，抵抗毒品的动力。当心情有波动的时候通过及时地与社工联系，定期地参与相关团体治疗，他不断发觉性格优点，优化复发应对方式，选择在很多时候静下来，从“非适应”到逐步学习“适应”新环境的过程。离开戒毒所并不是戒毒的终点，而是另一个新的起点。在社区里寻找资源，积极寻找就业方向，参与就业培训，开启新生活的连接。适应需要一个过程，不用一个人独自面对戒断之路的辛苦，支持的资源就在身边。

最后，请你相信，支持一直都在，强戒后，请你务必要主动寻求这些帮助，让我们一起与你走下去，孤军奋战的痛苦我们懂，但只要你肯选择看看四周，你的家人、朋友、共同奋斗的工作伙伴、民警、社工、心理咨询师，等等，我们都在。同时，我们也欢迎你参加一些家庭关系的治疗团体，你会发现，他们远比你想象的更爱你，你也比想象的更希望得到他们的爱。

结　语

最后，无论是知识的学习还是资源的寻求，戒毒归根到底是自己的事情。吸毒的日子、强戒的日子、自愿戒毒的日子、社区戒毒的日子、社区康复的日子，复吸的日子、回归社会的日子，这么多的时间，我相信你也一定有所经历和感悟。每个人面临的情况不尽相同，但是，通过本书我们希望你能再次问问自己的内心，自己真正想要的是什么，什么值得，什么不值得。也许你会发现有些感觉也并不真实，有些问题也不是无解，也许也能发现不少你曾经看不到的支持，可能有些爱，你从未发现，但它一直都在。

亲爱的正在戒毒的朋友以及家属们，我们希望通过本书可以向你们传递戒毒相关的知识和资源，在你们有需要的时候，可以成为你们的依靠。希望在戒毒的道路上，你的每一步都有我们的陪伴，祝福你日益相信，这个世界是爱你的，你自己也是值得被爱的，祝福你在康复的道路上，日益清晰自己人生的追求、价值和意义，多年后，当你们回首时，无怨无悔。

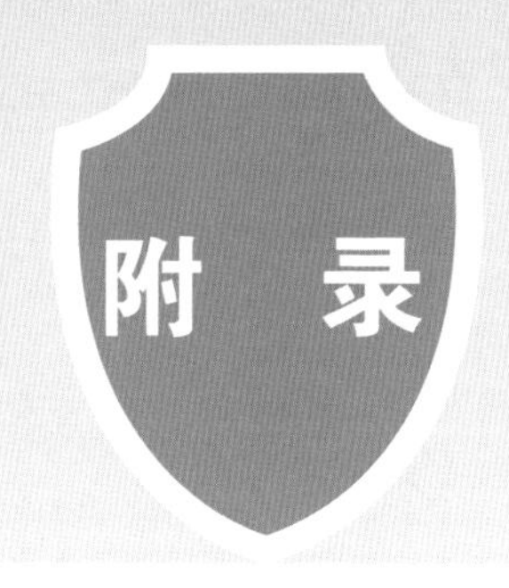

这里我们会将戒毒相关法律法规的原文提供给你，便于你日常的查找和使用。

附录 A 《中华人民共和国禁毒法》

第一章 总则

第一条 为了预防和惩治毒品违法犯罪行为，保护公民身心健康，维护社会秩序，制定本法。

第二条 本法所称毒品，是指鸦片、海洛因、甲基苯丙胺（冰毒）、吗啡、大麻、可卡因，以及国家规定管制的其他能够使人形成瘾癖的麻醉药品和精神药品。

根据医疗、教学、科研的需要，依法可以生产、经营、使用、储存、运输麻醉药品和精神药品。

第三条 禁毒是全社会的共同责任。国家机关、社会团体、企业事业单位以及其他组织和公民，应当依照本法和有关法律的规定，履行禁毒职责或者义务。

第四条 禁毒工作实行预防为主，综合治理，禁种、禁制、禁贩、禁吸并举的方针。

禁毒工作实行政府统一领导，有关部门各负其责，社会广泛参与的工作机制。

第五条　国务院设立国家禁毒委员会，负责组织、协调、指导全国的禁毒工作。

县级以上地方各级人民政府根据禁毒工作的需要，可以设立禁毒委员会，负责组织、协调、指导本行政区域内的禁毒工作。

第六条　县级以上各级人民政府应当将禁毒工作纳入国民经济和社会发展规划，并将禁毒经费列入本级财政预算。

第七条　国家鼓励对禁毒工作的社会捐赠，并依法给予税收优惠。

第八条　国家鼓励开展禁毒科学技术研究，推广先进的缉毒技术、装备和戒毒方法。

第九条　国家鼓励公民举报毒品违法犯罪行为。各级人民政府和有关部门应当对举报人予以保护，对举报有功人员以及在禁毒工作中有突出贡献的单位和个人，给予表彰和奖励。

第十条　国家鼓励志愿人员参与禁毒宣传教育和戒毒社会服务工作。地方各级人民政府应当对志愿人员进行指导、培训，并提供必要的工作条件。

第二章　宣传教育

第十一条　国家采取各种形式开展全民禁毒宣传教育，普及毒品预防知识，增强公民的禁毒意识，提高公民自觉抵制毒品的能力。

国家鼓励公民、组织开展公益性的禁毒宣传活动。

第十二条　各级人民政府应当经常组织开展多种形式的禁毒宣传教育。

工会、中国共产主义青年团、妇女联合会应当结合各自工作对象的特点，组织开展禁毒宣传教育。

第十三条　教育行政部门、学校应当将禁毒知识纳入教育、教学内容，对学生进行禁毒宣传教育。公安机关、司法行政部门和卫生行政部门应当予以协助。

第十四条　新闻、出版、文化、广播、电影、电视等有关单位，应当有针对性地面向社会进行禁毒宣传教育。

第十五条　飞机场、火车站、长途汽车站、码头以及旅店、娱乐场所等公共场所的经营者、管理者，负责本场所的禁毒宣传教育，落实禁毒防范措施，预防毒品违法犯罪行为在本场所内发生。

第十六条 国家机关、社会团体、企业事业单位以及其他组织，应当加强对本单位人员的禁毒宣传教育。

第十七条 居民委员会、村民委员会应当协助人民政府以及公安机关等部门，加强禁毒宣传教育，落实禁毒防范措施。

第十八条 未成年人的父母或者其他监护人应当对未成年人进行毒品危害的教育，防止其吸食、注射毒品或者进行其他毒品违法犯罪活动。

第三章 毒品管制

第十九条 国家对麻醉药品药用原植物种植实行管制。禁止非法种植罂粟、古柯植物、大麻植物以及国家规定管制的可以用于提炼加工毒品的其他原植物。禁止走私或者非法买卖、运输、携带、持有未经灭活的毒品原植物种子或者幼苗。

地方各级人民政府发现非法种植毒品原植物的，应当立即采取措施予以制止、铲除。村民委员会、居民委员会发现非法种植毒品原植物的，应当及时予以制止、铲除，并向当地公安机关报告。

第二十条 国家确定的麻醉药品药用原植物种植企业，必须按照国家有关规定种植麻醉药品药用原植物。

国家确定的麻醉药品药用原植物种植企业的提取加工场所，以及国家设立的麻醉药品储存仓库，列为国家重点警戒目标。

未经许可，擅自进入国家确定的麻醉药品药用原植物种植企业的提取加工场所或者国家设立的麻醉药品储存仓库等警戒区域的，由警戒人员责令其立即离开；拒不离开的，强行带离现场。

第二十一条 国家对麻醉药品和精神药品实行管制，对麻醉药品和精神药品的实验研究、生产、经营、使用、储存、运输实行许可和查验制度。

国家对易制毒化学品的生产、经营、购买、运输实行许可制度。

禁止非法生产、买卖、运输、储存、提供、持有、使用麻醉药品、精神药品和易制毒化学品。

第二十二条 国家对麻醉药品、精神药品和易制毒化学品的进口、出口实行许可制度。国务院有关部门应当按照规定的职责，对进口、出口麻醉药品、精神药品和易制毒化学品依法进行管理。禁止走私麻醉药品、精神药品和易制毒化学品。

第二十三条　发生麻醉药品、精神药品和易制毒化学品被盗、被抢、丢失或者其他流入非法渠道的情形，案发单位应当立即采取必要的控制措施，并立即向公安机关报告，同时依照规定向有关主管部门报告。

公安机关接到报告后，或者有证据证明麻醉药品、精神药品和易制毒化学品可能流入非法渠道的，应当及时开展调查，并可以对相关单位采取必要的控制措施。药品监督管理部门、卫生行政部门以及其他有关部门应当配合公安机关开展工作。

第二十四条　禁止非法传授麻醉药品、精神药品和易制毒化学品的制造方法。公安机关接到举报或者发现非法传授麻醉药品、精神药品和易制毒化学品制造方法的，应当及时依法查处。

第二十五条　麻醉药品、精神药品和易制毒化学品管理的具体办法，由国务院规定。

第二十六条　公安机关根据查缉毒品的需要，可以在边境地区、交通要道、口岸以及飞机场、火车站、长途汽车站、码头对来往人员、物品、货物以及交通工具进行毒品和易制毒化学品检查，民航、铁路、交通部门应当予以配合。

海关应当依法加强对进出口岸的人员、物品、货物和运输工具的检查，防止走私毒品和易制毒化学品。

邮政企业应当依法加强对邮件的检查，防止邮寄毒品和非法邮寄易制毒化学品。

第二十七条　娱乐场所应当建立巡查制度，发现娱乐场所内有毒品违法犯罪活动的，应当立即向公安机关报告。

第二十八条　对依法查获的毒品，吸食、注射毒品的用具，毒品违法犯罪的非法所得及其收益，以及直接用于实施毒品违法犯罪行为的本人所有的工具、设备、资金，应当收缴，依照规定处理。

第二十九条　反洗钱行政主管部门应当依法加强对可疑毒品犯罪资金的监测。反洗钱行政主管部门和其他依法负有反洗钱监督管理职责的部门、机构发现涉嫌毒品犯罪的资金流动情况，应当及时向侦查机关报告，并配合侦查机关做好侦查、调查工作。

第三十条　国家建立健全毒品监测和禁毒信息系统，开展毒品监测和禁毒信息的收集、分析、使用、交流工作。

第四章　戒毒措施

第三十一条　国家采取各种措施帮助吸毒人员戒除毒瘾，教育和挽救吸毒人员。

吸毒成瘾人员应当进行戒毒治疗。

吸毒成瘾的认定办法，由国务院卫生行政部门、药品监督管理部门、公安部门规定。

第三十二条　公安机关可以对涉嫌吸毒的人员进行必要的检测，被检测人员应当予以配合；对拒绝接受检测的，经县级以上人民政府公安机关或者其派出机构负责人批准，可以强制检测。

公安机关应当对吸毒人员进行登记。

第三十三条　对吸毒成瘾人员，公安机关可以责令其接受社区戒毒，同时通知吸毒人员户籍所在地或者现居住地的城市街道办事处、乡镇人民政府。社区戒毒的期限为三年。

戒毒人员应当在户籍所在地接受社区戒毒；在户籍所在地以外的现居住地有固定住所的，可以在现居住地接受社区戒毒。

第三十四条　城市街道办事处、乡镇人民政府负责社区戒毒工作。城市街道办事处、乡镇人民政府可以指定有关基层组织，根据戒毒人员本人和家庭情况，与戒毒人员签订社区戒毒协议，落实有针对性的社区戒毒措施。公安机关和司法行政、卫生行政、民政等部门应当对社区戒毒工作提供指导和协助。

城市街道办事处、乡镇人民政府，以及县级人民政府劳动行政部门对无职业且缺乏就业能力的戒毒人员，应当提供必要的职业技能培训、就业指导和就业援助。

第三十五条　接受社区戒毒的戒毒人员应当遵守法律、法规，自觉履行社区戒毒协议，并根据公安机关的要求，定期接受检测。

对违反社区戒毒协议的戒毒人员，参与社区戒毒的工作人员应当进行批评、教育；对严重违反社区戒毒协议或者在社区戒毒期间又吸食、注射毒品的，应当及时向公安机关报告。

第三十六条　吸毒人员可以自行到具有戒毒治疗资质的医疗机构接受戒毒治疗。

设置戒毒医疗机构或者医疗机构从事戒毒治疗业务的，应当符合国务院卫生行政部门规定的条件，报所在地的省、自治区、直辖市人民政府卫生行政部门批准，并报同级公安机关备案。戒毒治疗应当遵守国务院卫生行政部门制定的戒毒治疗规范，接受卫生行政部门的监督检查。

戒毒治疗不得以营利为目的。戒毒治疗的药品、医疗器械和治疗方法不得做广告。戒毒治疗收取费用的，应当按照省、自治区、直辖市人民政府价格主管部门会同卫生行政部门制定的收费标准执行。

第三十七条　医疗机构根据戒毒治疗的需要，可以对接受戒毒治疗的戒毒人员进行身体和所携带物品的检查；对在治疗期间有人身危险的，可以采取必要的临时保护性约束措施。

发现接受戒毒治疗的戒毒人员在治疗期间吸食、注射毒品的，医疗机构应当及时向公安机关报告。

第三十八条　吸毒成瘾人员有下列情形之一的，由县级以上人民政府公安机关作出强制隔离戒毒的决定：

（一）拒绝接受社区戒毒的；

（二）在社区戒毒期间吸食、注射毒品的；

（三）严重违反社区戒毒协议的；

（四）经社区戒毒、强制隔离戒毒后再次吸食、注射毒品的。

对于吸毒成瘾严重，通过社区戒毒难以戒除毒瘾的人员，公安机关可以直接作出强制隔离戒毒的决定。

吸毒成瘾人员自愿接受强制隔离戒毒的，经公安机关同意，可以进入强制隔离戒毒场所戒毒。

第三十九条　怀孕或者正在哺乳自己不满一周岁婴儿的妇女吸毒成瘾的，不适用强制隔离戒毒。不满十六周岁的未成年人吸毒成瘾的，可以不适用强制隔离戒毒。

对依照前款规定不适用强制隔离戒毒的吸毒成瘾人员，依照本法规定进行社区戒毒，由负责社区戒毒工作的城市街道办事处、乡镇人民政府加强帮助、教育和监督，督促落实社区戒毒措施。

第四十条　公安机关对吸毒成瘾人员决定予以强制隔离戒毒的，应当制作强制隔离戒毒决定书，在执行强制隔离戒毒前送达被决定人，并在送达后二十四小时以内通知被决定人的家属、所在单位和户籍所在地公安派出所；被决定人不讲真实姓名、住址，身份不明的，公安机关应当自查清其身份后通知。

被决定人对公安机关作出的强制隔离戒毒决定不服的，可以依法申请行政复议或者提起行政诉讼。

第四十一条　对被决定予以强制隔离戒毒的人员，由作出决定的公安机关送强制隔离戒毒场所执行。

强制隔离戒毒场所的设置、管理体制和经费保障，由国务院规定。

第四十二条　戒毒人员进入强制隔离戒毒场所戒毒时，应当接受对其身体和所携带物品的检查。

第四十三条　强制隔离戒毒场所应当根据戒毒人员吸食、注射毒品的种类及成瘾程度等，对戒毒人员进行有针对性的生理、心理治疗和身体康复训练。

根据戒毒的需要，强制隔离戒毒场所可以组织戒毒人员参加必要的生产劳动，对戒毒人员进行职业技能培训。组织戒毒人员参加生产劳动的，应当支付劳动报酬。

第四十四条　强制隔离戒毒场所应当根据戒毒人员的性别、年龄、患病等情况，对戒毒人员实行分别管理。

强制隔离戒毒场所对有严重残疾或者疾病的戒毒人员，应当给予必要的看护和治疗；对患有传染病的戒毒人员，应当依法采取必要的隔离、治疗措施；对可能发生自伤、自残等情形的戒毒人员，可以采取相应的保护性约束措施。

强制隔离戒毒场所管理人员不得体罚、虐待或者侮辱戒毒人员。

第四十五条　强制隔离戒毒场所应当根据戒毒治疗的需要配备执业医师。强制隔离戒毒场所的执业医师具有麻醉药品和精神药品处方权的，可以按照有关技术规范对戒毒人员使用麻醉药品、精神药品。

卫生行政部门应当加强对强制隔离戒毒场所执业医师的业务指导和监督管理。

第四十六条　戒毒人员的亲属和所在单位或者就读学校的工作人员，可以按照有关规定探访戒毒人员。戒毒人员经强制隔离戒毒场所批准，可以外出探视配偶、直系亲属。

强制隔离戒毒场所管理人员应当对强制隔离戒毒场所以外的人员交给戒毒人员的物品和邮件进行检查，防止夹带毒品。在检查邮件时，应当依法保护戒毒人员的通信自由和通信秘密。

第四十七条　强制隔离戒毒的期限为二年。

执行强制隔离戒毒一年后，经诊断评估，对于戒毒情况良好的戒毒人员，强制隔离戒毒场所可以提出提前解除强制隔离戒毒的意见，报强制隔离戒毒的决定机关批准。

强制隔离戒毒期满前，经诊断评估，对于需要延长戒毒期限的戒毒人员，由强制隔离戒毒场所提出延长戒毒期限的意见，报强制隔离戒毒的决定机关批准。强制隔离戒毒的期限最长可以延长一年。

第四十八条　对于被解除强制隔离戒毒的人员，强制隔离戒毒的决定机关可以责令其接受不超过三年的社区康复。

社区康复参照本法关于社区戒毒的规定实施。

第四十九条　县级以上地方各级人民政府根据戒毒工作的需要，可以开办戒毒康复场所；对社会力量依法开办的公益性戒毒康复场所应当给予扶持，提供必要的便利和帮助。

戒毒人员可以自愿在戒毒康复场所生活、劳动。戒毒康复场所组织戒毒人员参加生产劳动的，应当参照国家劳动用工制度的规定支付劳动报酬。

第五十条　公安机关、司法行政部门对被依法拘留、逮捕、收监执行刑罚以及被依法采取强制性教育措施的吸毒人员，应当给予必要的戒毒治疗。

第五十一条　省、自治区、直辖市人民政府卫生行政部门会同公安机关、药品监督管理部门依照国家有关规定，根据巩固戒毒成果的需要和本行政区域艾滋病流行情况，可以组织开展戒毒药物维持治疗工作。

第五十二条 戒毒人员在入学、就业、享受社会保障等方面不受歧视。有关部门、组织和人员应当在入学、就业、享受社会保障等方面对戒毒人员给予必要的指导和帮助。

第五章 国际合作

第五十三条 中华人民共和国根据缔结或者参加的国际条约或者按照对等原则，开展禁毒国际合作。

第五十四条 国家禁毒委员会根据国务院授权，负责组织开展禁毒国际合作，履行国际禁毒公约义务。

第五十五条 涉及追究毒品犯罪的司法协助，由司法机关依照有关法律的规定办理。

第五十六条 国务院有关部门应当按照各自职责，加强与有关国家或者地区执法机关以及国际组织的禁毒情报信息交流，依法开展禁毒执法合作。

经国务院公安部门批准，边境地区县级以上人民政府公安机关可以与有关国家或者地区的执法机关开展执法合作。

第五十七条 通过禁毒国际合作破获毒品犯罪案件的，中华人民共和国政府可以与有关国家分享查获的非法所得、由非法所得获得的收益以及供毒品犯罪使用的财物或者财物变卖所得的款项。

第五十八条 国务院有关部门根据国务院授权，可以通过对外援助等渠道，支持有关国家实施毒品原植物替代种植、发展替代产业。

第六章 法律责任

第五十九条 有下列行为之一，构成犯罪的，依法追究刑事责任；尚不构成犯罪的，依法给予治安管理处罚：

（一）走私、贩卖、运输、制造毒品的；

（二）非法持有毒品的；

（三）非法种植毒品原植物的；

（四）非法买卖、运输、携带、持有未经灭活的毒品原植物种子或者幼苗的；

（五）非法传授麻醉药品、精神药品或者易制毒化学品制造方法的；

（六）强迫、引诱、教唆、欺骗他人吸食、注射毒品的；

（七）向他人提供毒品的。

第六十条　有下列行为之一，构成犯罪的，依法追究刑事责任；尚不构成犯罪的，依法给予治安管理处罚：

（一）包庇走私、贩卖、运输、制造毒品的犯罪分子，以及为犯罪分子窝藏、转移、隐瞒毒品或者犯罪所得财物的；

（二）在公安机关查处毒品违法犯罪活动时为违法犯罪行为人通风报信的；

（三）阻碍依法进行毒品检查的；

（四）隐藏、转移、变卖或者损毁司法机关、行政执法机关依法扣押、查封、冻结的涉及毒品违法犯罪活动的财物的。

第六十一条　容留他人吸食、注射毒品或者介绍买卖毒品，构成犯罪的，依法追究刑事责任；尚不构成犯罪的，由公安机关处十日以上十五日以下拘留，可以并处三千元以下罚款；情节较轻的，处五日以下拘留或者五百元以下罚款。

第六十二条　吸食、注射毒品的，依法给予治安管理处罚。吸毒人员主动到公安机关登记或者到有资质的医疗机构接受戒毒治疗的，不予处罚。

第六十三条　在麻醉药品、精神药品的实验研究、生产、经营、使用、储存、运输、进口、出口以及麻醉药品药用原植物种植活动中，违反国家规定，致使麻醉药品、精神药品或者麻醉药品药用原植物流入非法渠道，构成犯罪的，依法追究刑事责任；尚不构成犯罪的，依照有关法律、行政法规的规定给予处罚。

第六十四条　在易制毒化学品的生产、经营、购买、运输或者进口、出口活动中，违反国家规定，致使易制毒化学品流入非法渠道，构成犯罪的，依法追究刑事责任；尚不构成犯罪的，依照有关法律、行政法规的规定给予处罚。

第六十五条　娱乐场所及其从业人员实施毒品违法犯罪行为，或者为进入娱乐场所的人员实施毒品违法犯罪行为提供条件，构成犯罪的，依法追究刑事责任；尚不构成犯罪的，依照有关法律、行政法规的规定给予处罚。

娱乐场所经营管理人员明知场所内发生聚众吸食、注射毒品或者贩毒活动，不向公安机关报告的，依照前款的规定给予处罚。

第六十六条 未经批准，擅自从事戒毒治疗业务的，由卫生行政部门责令停止违法业务活动，没收违法所得和使用的药品、医疗器械等物品；构成犯罪的，依法追究刑事责任。

第六十七条 戒毒医疗机构发现接受戒毒治疗的戒毒人员在治疗期间吸食、注射毒品，不向公安机关报告的，由卫生行政部门责令改正；情节严重的，责令停业整顿。

第六十八条 强制隔离戒毒场所、医疗机构、医师违反规定使用麻醉药品、精神药品，构成犯罪的，依法追究刑事责任；尚不构成犯罪的，依照有关法律、行政法规的规定给予处罚。

第六十九条 公安机关、司法行政部门或者其他有关主管部门的工作人员在禁毒工作中有下列行为之一，构成犯罪的，依法追究刑事责任；尚不构成犯罪的，依法给予处分：

（一）包庇、纵容毒品违法犯罪人员的；

（二）对戒毒人员有体罚、虐待、侮辱等行为的；

（三）挪用、截留、克扣禁毒经费的；

（四）擅自处分查获的毒品和扣押、查封、冻结的涉及毒品违法犯罪活动的财物的。

第七十条 有关单位及其工作人员在入学、就业、享受社会保障等方面歧视戒毒人员的，由教育行政部门、劳动行政部门责令改正；给当事人造成损失的，依法承担赔偿责任。

第七章 附则

第七十一条 本法自 2008 年 6 月 1 日起施行。《全国人民代表大会常务委员会关于禁毒的决定》同时废止。

附录 B 《戒毒条例》

第一章 总 则

第一条 为了规范戒毒工作，帮助吸毒成瘾人员戒除毒瘾，维护社会秩序，根据《中华人民共和国禁毒法》，制定本条例。

第二条 县级以上人民政府应当建立政府统一领导，禁毒委员会组织、协调、指导，有关部门各负其责，社会力量广泛参与的戒毒工作体制。

戒毒工作坚持以人为本、科学戒毒、综合矫治、关怀救助的原则，采取自愿戒毒、社区戒毒、强制隔离戒毒、社区康复等多种措施，建立戒毒治疗、康复指导、救助服务兼备的工作体系。

第三条 县级以上人民政府应当按照国家有关规定将戒毒工作所需经费列入本级财政预算。

第四条 县级以上地方人民政府设立的禁毒委员会可以组织公安机关、卫生行政和负责药品监督管理的部门开展吸毒监测、调查，并向社会公开监测、调查结果。

县级以上地方人民政府公安机关负责对涉嫌吸毒人员进行检测，对吸毒人员进行登记并依法实行动态管控，依法责令社区戒毒、决定强制隔离戒毒、责令社区康复，管理公安机关的强制隔离戒毒场所、戒毒康复场所，对社区戒毒、社区康复工作提供指导和支持。

设区的市级以上地方人民政府司法行政部门负责管理司法行政部门的强制隔离戒毒场所、戒毒康复场所，对社区戒毒、社区康复工作提供指导和支持。

县级以上地方人民政府卫生行政部门负责戒毒医疗机构的监督管理，会同公安机关、司法行政等部门制定戒毒医疗机构设置规划，对戒毒医疗服务提供指导和支持。

县级以上地方人民政府民政、人力资源社会保障、教育等部门依据各自的职责，对社区戒毒、社区康复工作提供康复和职业技能培训等指导和支持。

第五条　乡（镇）人民政府、城市街道办事处负责社区戒毒、社区康复工作。

第六条　县级、设区的市级人民政府需要设置强制隔离戒毒场所、戒毒康复场所的，应当合理布局，报省、自治区、直辖市人民政府批准，并纳入当地国民经济和社会发展规划。

强制隔离戒毒场所、戒毒康复场所的建设标准，由国务院建设部门、发展改革部门会同国务院公安部门、司法行政部门制定。

第七条　戒毒人员在入学、就业、享受社会保障等方面不受歧视。

对戒毒人员戒毒的个人信息应当依法予以保密。对戒断 3 年未复吸的人员，不再实行动态管控。

第八条　国家鼓励、扶持社会组织、企业、事业单位和个人参与戒毒科研、戒毒社会服务和戒毒社会公益事业。

对在戒毒工作中有显著成绩和突出贡献的，按照国家有关规定给予表彰、奖励。

第二章　自愿戒毒

第九条　国家鼓励吸毒成瘾人员自行戒除毒瘾。吸毒人员可以自行到戒毒医疗机构接受戒毒治疗。对自愿接受戒毒治疗的吸毒人员，公安机关对其原吸毒行为不予处罚。

第十条　戒毒医疗机构应当与自愿戒毒人员或者其监护人签订自愿戒毒协议，就戒毒方法、戒毒期限、戒毒的个人信息保密、戒毒人员应当遵守的规章制度、终止戒毒治疗的情形等作出约定，并应当载明戒毒疗效、戒毒治疗风险。

第十一条　戒毒医疗机构应当履行下列义务：

（一）对自愿戒毒人员开展艾滋病等传染病的预防、咨询教育；

（二）对自愿戒毒人员采取脱毒治疗、心理康复、行为矫治等多种治疗措施，并应当符合国务院卫生行政部门制定的戒毒治疗规范；

（三）采用科学、规范的诊疗技术和方法，使用的药物、医院制剂、医疗器械应当符合国家有关规定；

（四）依法加强药品管理，防止麻醉药品、精神药品流失滥用。

第十二条　符合参加戒毒药物维持治疗条件的戒毒人员，由本人申请，并经登记，可以参加戒毒药物维持治疗。登记参加戒毒药物维持治疗的戒毒人员的信息应当及时报公安机关备案。

戒毒药物维持治疗的管理办法，由国务院卫生行政部门会同国务院公安部门、药品监督管理部门制定。

第三章　社区戒毒

第十三条　对吸毒成瘾人员，县级、设区的市级人民政府公安机关可以责令其接受社区戒毒，并出具责令社区戒毒决定书，送达本人及其家属，通知本人户籍所在地或者现居住地乡（镇）人民政府、城市街道办事处。

第十四条　社区戒毒人员应当自收到责令社区戒毒决定书之日起15日内到社区戒毒执行地乡（镇）人民政府、城市街道办事处报到，无正当理由逾期不报到的，视为拒绝接受社区戒毒。

社区戒毒的期限为3年，自报到之日起计算。

第十五条　乡（镇）人民政府、城市街道办事处应当根据工作需要成立社区戒毒工作领导小组，配备社区戒毒专职工作人员，制定社区戒毒工作计划，落实社区戒毒措施。

第十六条　乡（镇）人民政府、城市街道办事处，应当在社区戒毒人员报到后及时与其签订社区戒毒协议，明确社区戒毒的具体措施、社区戒毒人员应当遵守的规定以及违反社区戒毒协议应承担的责任。

第十七条　社区戒毒专职工作人员、社区民警、社区医务人员、社区戒毒人员的家庭成员以及禁毒志愿者共同组成社区戒毒工作小组具体实施社区戒毒。

第十八条　乡（镇）人民政府、城市街道办事处和社区戒毒工作小组应当采取下列措施管理、帮助社区戒毒人员：

（一）戒毒知识辅导；

（二）教育、劝诫；

（三）职业技能培训，职业指导，就学、就业、就医援助；

（四）帮助戒毒人员戒除毒瘾的其他措施。

第十九条　社区戒毒人员应当遵守下列规定：

（一）履行社区戒毒协议；

（二）根据公安机关的要求，定期接受检测；

（三）离开社区戒毒执行地所在县（市、区）3 日以上的，须书面报告。

第二十条　社区戒毒人员在社区戒毒期间，逃避或者拒绝接受检测 3 次以上，擅自离开社区戒毒执行地所在县（市、区）3 次以上或者累计超过 30 日的，属于《中华人民共和国禁毒法》规定的“严重违反社区戒毒协议”。

第二十一条　社区戒毒人员拒绝接受社区戒毒，在社区戒毒期间又吸食、注射毒品，以及严重违反社区戒毒协议的，社区戒毒专职工作人员应当及时向当地公安机关报告。

第二十二条　社区戒毒人员的户籍所在地或者现居住地发生变化，需要变更社区戒毒执行地的，社区戒毒执行地乡（镇）人民政府、城市街道办事处应当将有关材料转送至变更后的乡（镇）人民政府、城市街道办事处。

社区戒毒人员应当自社区戒毒执行地变更之日起 15 日内前往变更后的乡（镇）人民政府、城市街道办事处报到，社区戒毒时间自报到之日起连续计算。

变更后的乡（镇）人民政府、城市街道办事处，应当按照本条例第十六条的规定，与社区戒毒人员签订新的社区戒毒协议，继续执行社区戒毒。

第二十三条　社区戒毒自期满之日起解除。社区戒毒执行地公安机关应当出具解除社区戒毒通知书送达社区戒毒人员本人及其家属，并在 7 日内通知社区戒毒执行地乡（镇）人民政府、城市街道办事处。

第二十四条　社区戒毒人员被依法收监执行刑罚、采取强制性教育措施的，社区戒毒终止。

社区戒毒人员被依法拘留、逮捕的，社区戒毒中止，由羁押场所给予必要的戒毒治疗，释放后继续接受社区戒毒。

第四章　强制隔离戒毒

第二十五条　吸毒成瘾人员有《中华人民共和国禁毒法》第三十八条第一款所列情形之一的，由县级、社区的市级人民政府公安机关作出强制隔离戒毒的决定。

对于吸毒成瘾严重，通过社区戒毒难以戒除毒瘾的人员，县级、社区的市级人民政府公安机关可以直接作出强制隔离戒毒的决定。

吸毒成瘾人员自愿接受强制隔离戒毒的，经强制隔离戒毒场所所在地县级、社区的市级人民政府公安机关同意，可以进入强制隔离戒毒场所戒毒。强制隔离戒毒场所应当与其就戒毒治疗期限、戒毒治疗措施等作出约定。

第二十六条　对依照《中华人民共和国禁毒法》第三十九条第一款规定不适用强制隔离戒毒的吸毒成瘾人员，县级、设区的市级人民政府公安机关应当作出社区戒毒的决定，依照本条例第三章的规定进行社区戒毒。

第二十七条　强制隔离戒毒的期限为 2 年，自作出强制隔离戒毒决定之日起计算。

被强制隔离戒毒的人员在公安机关的强制隔离戒毒场所执行强制隔离戒毒 3 个月至 6 个月后，转至司法行政部门的强制隔离戒毒场所继续执行强制隔离戒毒。

执行前款规定不具备条件的省、自治区、直辖市，由公安机关和司法行政部门共同提出意见报省、自治区、直辖市人民政府决定具体执行方案，但在公安机关的强制隔离戒毒场所执行强制隔离戒毒的时间不得超过 12 个月。

第二十八条　强制隔离戒毒场所对强制隔离戒毒人员的身体和携带物品进行检查时发现的毒品等违禁品，应当依法处理；对生活必需品以外的其他物品，由强制隔离戒毒场所代为保管。

女性强制隔离戒毒人员的身体检查，应当由女性工作人员进行。

第二十九条　强制隔离戒毒场所设立戒毒医疗机构应当经所在地省、自治区、直辖市人民政府卫生行政部门批准。强制隔离戒毒场所应当配备设施设备及必要的管理人员，依法为强制隔离戒毒人员提供科学规范的戒毒治疗、心理治疗、身体康复训练和卫生、道德、法制教育，开展职业技能培训。

第三十条　强制隔离戒毒场所应当根据强制隔离戒毒人员的性别、年龄、患病等情况对强制隔离戒毒人员实行分别管理；对吸食不同种类毒品的，应当有针对性地采取必要的治疗措施；根据戒毒治疗的不同阶段和强制隔离戒毒人员的表现，实行逐步适应社会的分级管理。

第三十一条　强制隔离戒毒人员患严重疾病，不出所治疗可能危及生命的，经强制隔离戒毒场所主管机关批准，并报强制隔离戒毒决定机关备案，强制隔离戒毒场所可以允许其所外就医。所外就医的费用由强制隔离戒毒人员本人承担。

所外就医期间，强制隔离戒毒期限连续计算。对于健康状况不再适宜回所执行强制隔离戒毒的，强制隔离戒毒场所应当向强制隔离戒毒决定机关提出变更为社区戒毒的建议，强制隔离戒毒决定机关应当自收到建议之日起7日内，作出是否批准的决定。经批准变更为社区戒毒的，已执行的强制隔离戒毒期限折抵社区戒毒期限。

第三十二条　强制隔离戒毒人员脱逃的，强制隔离戒毒场所应当立即通知所在地县级人民政府公安机关，并配合公安机关追回脱逃人员。被追回的强制隔离戒毒人员应当继续执行强制隔离戒毒，脱逃期间不计入强制隔离戒毒期限。被追回的强制隔离戒毒人员不得提前解除强制隔离戒毒。

第三十三条　对强制隔离戒毒场所依照《中华人民共和国禁毒法》第四十七条第二款、第三款规定提出的提前解除强制隔离戒毒、延长戒毒期限的意见，强制隔离戒毒决定机关应当自收到意见之日起7日内，作出是否批准的决定。对提前解除强制隔离戒毒或者延长强制隔离戒毒期限的，批准机关应当出具提前解除强制隔离戒毒决定书或者延长强制隔离戒毒期限决定书，送达被决定人，并在送达后24小时以内通知被决定人的家属、所在单位以及其户籍所在地或者现居住地公安派出所。

第三十四条　解除强制隔离戒毒的，强制隔离戒毒场所应当在解除强制隔离戒毒3日前通知强制隔离戒毒决定机关，出具解除强制隔离戒毒证明书送达戒毒人员本人，并通知其家属、所在单位、其户籍所在地或者现居住地公安派出所将其领回。

第三十五条　强制隔离戒毒诊断评估办法由国务院公安部门、司法行政部门会同国务院卫生行政部门制定。

第三十六条　强制隔离戒毒人员被依法收监执行刑罚、采取强制性教育措施或者被依法拘留、逮捕的，由监管场所、羁押场所给予必要的戒毒治疗，强制隔离戒毒的时间连续计算；刑罚执行完毕时、解除强制性教育措施时或者释放时强制隔离戒毒尚未期满的，继续执行强制隔离戒毒。

第五章　社区康复

第三十七条　对解除强制隔离戒毒的人员，强制隔离戒毒的决定机关可以责令其接受不超过 3 年的社区康复。

社区康复在当事人户籍所在地或者现居住地乡（镇）人民政府、城市街道办事处执行，经当事人同意，也可以在戒毒康复场所中执行。

第三十八条　被责令接受社区康复的人员，应当自收到责令社区康复决定书之日起 15 日内到户籍所在地或者现居住地乡（镇）人民政府、城市街道办事处报到，签订社区康复协议。

被责令接受社区康复的人员拒绝接受社区康复或者严重违反社区康复协议，并再次吸食、注射毒品被决定强制隔离戒毒的，强制隔离戒毒不得提前解除。

第三十九条　负责社区康复工作的人员应当为社区康复人员提供必要的心理治疗和辅导、职业技能培训、职业指导以及就学、就业、就医援助。

第四十条　社区康复自期满之日起解除。社区康复执行地公安机关出具解除社区康复通知书送达社区康复人员本人及其家属，并在 7 日内通知社区康复执行地乡（镇）人民政府、城市街道办事处。

第四十一条　自愿戒毒人员、社区戒毒、社区康复的人员可以自愿与戒毒康复场所签订协议，到戒毒康复场所戒毒康复、生活和劳动。

戒毒康复场所应当配备必要的管理人员和医务人员，为戒毒人员提供戒毒康复、职业技能培训和生产劳动条件。

第四十二条　戒毒康复场所应当加强管理，严禁毒品流入，并建立戒毒康复人员自我管理、自我教育、自我服务的机制。

戒毒康复场所组织戒毒人员参加生产劳动，应当参照国家劳动用工制度的规定支付劳动报酬。

第六章　法律责任

第四十三条　公安、司法行政、卫生行政等有关部门工作人员泄露戒毒人员个人信息的，依法给予处分；构成犯罪的，依法追究刑事责任。

第四十四条　乡（镇）人民政府、城市街道办事处负责社区戒毒、社区康复工作的人员有下列行为之一的，依法给予处分：

（一）未与社区戒毒、社区康复人员签订社区戒毒、社区康复协议，不落实社区戒毒、社区康复措施的；

（二）不履行本条例第二十一条规定的报告义务的；

（三）其他不履行社区戒毒、社区康复监督职责的行为。

第四十五条　强制隔离戒毒场所的工作人员有下列行为之一的，依法给予处分；构成犯罪的，依法追究刑事责任：

（一）侮辱、虐待、体罚强制隔离戒毒人员的；

（二）收受、索要财物的；

（三）擅自使用、损毁、处理没收或者代为保管的财物的；

（四）为强制隔离戒毒人员提供麻醉药品、精神药品或者违反规定传递其他物品的；

（五）在强制隔离戒毒诊断评估工作中弄虚作假的；

（六）私放强制隔离戒毒人员的；

（七）其他徇私舞弊、玩忽职守、不履行法定职责的行为。

第七章　附　则

第四十六条　本条例自公布之日起施行。1995 年 1 月 12 日国务院发布的《强制戒毒办法》同时废止。

附录 C　《关于加强戒毒康复人员就业扶持和救助服务工作的意见》

各省、自治区、直辖市禁毒委员会办公室，综治办，公安厅、局，卫生和计划生育委员会，民政厅、局，司法厅、局，财政厅、局，人力资源社会保障厅、局，农业厅、局，工商行政管理局，国家税务局，地方税务局，新疆生产建设兵团禁毒委员会办公室、综治办、公安局、卫生局、民政局、司法局、财务局、人力资源社会保障局、农业局：

做好戒毒康复人员就业扶持和救助服务工作，是巩固戒毒成果、减少毒品危害的必然要求，也是创新特殊人群管理服务、改善保障民生、维护社会和谐稳定的重要举措。近年来，各地区、各有关部门坚持教育、感化、挽救的方针，着力建立戒毒治疗、康复指导、救助服务兼备的工作体系，积极帮助戒毒康复人员戒断毒瘾、融入社会，有效减轻了毒品社会危害。但是，由于长期吸毒，绝大多数戒毒康复人员失去工作岗位，家庭生活困难，加之缺乏一技之长，难以就业和再就业，有的重新吸毒，有的走上犯罪道路，严重影响社会和谐稳定。为认真贯彻落实党的十八大关于完善和创新特殊人群管理服务的部署要求，深入贯彻实施《中华人民共和国禁毒法》和《戒毒条例》，进一步加强戒毒康复人员就业扶持和救助服务工作，现提出如下意见：

一、完善就业扶持政策，积极帮助戒毒康复人员融入社会

（一）明确就业扶持对象。各地区、各有关部门要从本地实际出发，积极做好社会面戒毒康复人员的就业扶持工作。当前，要重点促进社会面上有就业愿望和劳动能力的吸食阿片类毒品的戒毒康复人员就业，有条件的地方可以开展强制隔离戒毒出所、家庭生活困难、有就业愿望和劳动能力的滥用合成毒品人员的就业扶持工作。

（二）加强失业登记和就业援助。公安机关要做好戒毒康复人员生活就业状况的调查摸底、就业信息的登记录入工作，协助基层组织、相关部门和企业加强戒毒康复人员的日常管理。人力资源社会保障部门公共就业服务机构要做好戒毒康复人员就业服务工作，为符合失业登记条件、有就业愿望的戒毒康复人员进行失业登记，并提供免费的职业指导和职业介绍服务。各地可以适当放宽戒毒康复人员就业困难人员的认定条件，对符合条件的戒毒康复人员提供就业援助。戒毒康复人员符合条件的，按照有关规定享受税费减免、信贷支持、社会保险补贴、公益性岗位补贴等就业扶持政策。

（三）探索建立就业安置基地。各地可以根据实际需要，依托社区、企业和社会力量，引进劳动生产项目，统筹规划建立集戒毒、康复、培训、

劳动、就业、救助于一体的就业安置基地（点），集中安置戒毒康复人员。

（四）鼓励企业吸纳戒毒康复人员就业。对符合税收政策规定条件的招用戒毒康复人员的企业，按规定享受相应的税收优惠政策。人力资源社会保障部门要按规定对各类企业招用符合就业困难人员条件的戒毒康复人员给予社会保险补贴。

（五）大力支持自主创业和自谋职业。各地要充分运用国家现有政策，制定各种优惠措施，鼓励戒毒康复人员自主创业、自谋职业。工商行政管理部门要为戒毒康复人员创办个体工商户、私营企业提供法规、政策咨询等优质服务。金融机构要按照国家有关规定给予小额担保贷款等信贷支持。农业部门要利用农业发展资金和科技项目，扶持戒毒康复人员创办种植、养殖等生产基地，积极为戒毒康复人员提供农业科技信息。人力资源社会保障部门要按规定对符合就业困难人员条件的灵活就业的戒毒康复人员给予社会保险补贴。戒毒康复人员从事个体经营符合税收政策规定条件的，按规定享受相应的税收优惠政策。

（六）积极开发社区就业岗位。各地要充分考虑戒毒康复人员就业需要，加强社区服务设施建设，按规定开发适当的公益性岗位，鼓励戒毒康复人员参加各种职业技能培训，为戒毒康复人员就业创造条件。对在公益性岗位安排就业困难人员就业的单位，应当按其实际安排人数给予岗位补贴。在公益性岗位安排就业困难人员就业的单位，可按季度向当地人力资源社会保障部门申请公益性岗位补贴。

（七）利用戒毒康复场所促进就业。各地要把戒毒康复场所作为促进戒毒康复人员就业的重要渠道，动员戒毒康复人员自愿到戒毒康复场所生活就业。特别是对强制隔离戒毒出所后无家可归、无业可就、无亲可投的“三无”人员，应当积极规劝其到戒毒康复场所生活就业。

二、加强职业技能培训，提高戒毒康复人员就业创业能力

（八）开展职业技能培训。人力资源社会保障部门要将戒毒康复人员纳入职业培训总体规划，有计划地组织戒毒康复人员开展职业技能培训。公安机关、司法行政部门负责组织强制隔离戒毒所、戒毒康复场所戒毒康复人员，人力资源社会保障部门负责提供培训教材和师资，共同对在所戒

毒康复人员进行职业技能培训，经职业技能鉴定合格的颁发相应的职业资格证书。

（九）落实职业技能培训补助政策。人力资源社会保障、财政部门对符合申领条件的戒毒康复人员参加就业技能培训或创业培训应当按规定给予职业培训补贴，对通过初次职业技能鉴定并取得职业资格证书或专项职业能力证书的应当按规定给予一次性职业技能鉴定补贴。

三、落实社会保障政策，改善戒毒康复人员生活条件

（十）落实医疗保险政策。人力资源社会保障部门和卫生计生行政部门要积极引导戒毒康复人员参加职工基本医疗保险、城镇居民基本医疗保险或新型农村合作医疗；对符合城乡医疗救助条件的戒毒康复人员参加城镇居民基本医疗保险或新型农村合作医疗个人缴纳部分应当给予相应的补助。

（十一）开展戒毒医疗。卫生计生行政部门要加强戒毒医疗卫生机构建设，充分运用社区卫生医疗服务机构、自愿戒毒医疗机构等卫生医疗资源，积极为戒毒康复人员提供门诊治疗、住院治疗、药物维持治疗、心理咨询等戒毒医疗服务；会同有关部门，根据工作需要，稳步扩大戒毒药物维持治疗覆盖面，探索建立激励机制，加强对服药人员的管理和综合服务，提高维持治疗保持率，确保治疗效果。

（十二）做好养老保险和失业保险工作。人力资源社会保障部门对已经参加职工基本养老保险或城乡居民基本养老保险的戒毒康复人员，要积极引导其按规定继续参保缴费或享受基本养老保险待遇；对已经参加失业保险的戒毒康复人员，要按规定保障其失业保险待遇，并提供相应再就业服务。

（十三）落实社会救助。民政部门要把戒毒康复人员及其家庭列为社区服务对象，纳入专业社会工作服务范畴，做好社会救助工作；对符合条件的戒毒康复人员及其家庭应当按规定将其相应纳入城乡最低生活保障和农村五保供养范围；对因特殊原因造成基本生活出现暂时困难的戒毒康复人员家庭应当给予临时救助。地方人民政府对符合条件的戒毒康复人员及其家庭应当提供廉租住房，在戒毒康复场所生活就业的戒毒康复人员应当

享受廉租住房政策。

四、加强组织领导，切实落实戒毒康复人员就业扶持和救助服务工作措施

（十四）明确职责任务。各级禁毒委员会要从加强和创新社会治理、创新和完善特殊人群管理服务出发，充分认识做好戒毒康复人员就业扶持和救助服务工作的重要性和必要性，推动当地党委、政府把这项工作纳入经济社会发展规划，制定各项优惠政策，推出各种服务举措，积极为戒毒康复人员融入社会提供有力保障。各级禁毒委员会办公室要抓好组织、协调和指导，精心制定方案，明确任务目标，采取成立领导小组、建立联席会议制度、领导分片包点等形式，推动戒毒康复人员就业扶持和救助服务工作健康深入开展。乡（镇）人民政府、城市街道办事处和社区戒毒工作小组要切实承担戒毒康复人员管理和服务的责任，认真落实职业技能培训、职业指导以及就业、就学、就医援助等就业扶持和救助服务措施，帮助戒毒康复人员解决工作生活困难。各有关部门要把戒毒康复人员就业扶持和救助服务工作纳入本部门、本系统工作整体规划，统筹安排部署，密切协作配合，形成政府统筹负责、部门责任落实、社会力量广泛参与的工作格局。

（十五）创新管理机制。各地区、各有关部门要坚持以人为本、科学戒毒、综合矫治、关怀救助的戒毒工作原则，进一步创新工作理念，改进管理方法，体现人文关怀，提高服务水平，使戒毒康复人员有学可上、有业可就、病有所医、困有所帮。建立社区戒毒、强制隔离戒毒、社区康复、戒毒药物维持治疗、戒毒康复场所康复与促进戒毒康复人员就业相互衔接的工作机制，形成集生理脱毒、身心康复、就业扶持、融入社会等功能于一体的戒毒康复新模式。戒毒康复人员就业安置基地要建立管理办公室，公安、综治、卫生计生行政、司法行政、民政、人力资源社会保障等部门和相关企业分工负责、通力协作，共同做好戒毒康复人员服务和管理工作。

（十六）加强督导考核。各地禁毒委员会和有关部门领导同志要经常深入基层，实地检查指导，帮助解决工作中遇到的实际困难和问题。各级禁毒委员会办公室要组织有关部门深入开展调查研究，掌握工作进度，分析研究问题，做好日常监督检查和考评考核工作。各级综治组织要把戒毒

康复人员就业扶持和救助服务工作纳入平安建设、综治工作考评重要内容，禁毒委员会办公室要将其纳入禁毒工作总体绩效考评和吸毒人员动态管控考核范围，建立奖励激励机制，对领导重视、保障有力、措施落实、成效明显的地区和单位给予通报表扬，对在戒毒康复人员就业扶持和救助服务工作中做出突出贡献的企业单位负责人、禁毒工作者给予表彰奖励。

国家禁毒委员会办公室中央综治办
公安部国家卫生和计划生育委员会
民政部司法部
财政部人力资源社会保障部
农业部国家工商行政管理总局
国家税务总局
2014 年 3 月 26 日

参考文献

[1]《公安机关强制隔离戒毒所管理办法》

[2]《关于加强戒毒康复人员就业扶持和救助服务工作的意见》

[3]《关于做好戒毒康复人员就业和社会保障工作的通知》

[4]《戒毒条例》

[5]《戒毒医疗服务管理暂行办法》《关于加强禁毒社会工作者队伍建设的意见》

[6]《强制隔离戒毒诊断评估办法》

[7]《全国社区戒毒社区康复工作规划（2016—2020年）》

[8]《司法行政机关强制隔离戒毒工作规定》

[9]《吸毒成瘾认定办法》

[10]《中华人民共和国禁毒法》

[11]《中华人民共和国禁毒法》第四章三十六条。

[12]《中华人民共和国刑法》

[13]《中华人民共和国治安管理处罚法》

[14]《最高人民法院关于审理毒品犯罪案件适用法律若干问题的解释》

[15] YalomID,LeszczM.Thetheoryandpracticeofgrouppsychotherapy[M]. Basicbooks,2020.

[16] 陈俏，陈蒽静，刘望，等.社会支持对药物成瘾复吸的保护性机制[J].中国药物依赖性杂志，2019，28（6）：403-408.DOI：10.13936/j.cnki.cjdd1992.2019.06.001.

[17] 陈小莹，马靓，孙本良，等.冰毒成瘾对工作记忆的影响[J].中国临床心理学杂志，2018，26（3）：427-431.DOI：10.16128/j.cnki.1005-3611.2018.03.002.

[18] 刘晓霞，王深 . 有氧运动对药物渴求影响的研究进展［J］. 中国药物依赖性杂志，2020，29（6）：411-419.DOI：10.13936/j.cnki.cjdd1992.2020.06.003.

[19] 刘颖，刘超，林青华，等 . 下丘脑黑皮质素及中脑多巴胺系统对奖赏行为的调控［J］. 生物化学与生物物理进展，2021，48（5）：541-549.DOI：10.16476/j.pibb.2020.0281.

[20] 刘宇 . 毒品成瘾者戒断与恢复过程研究 ——基于扎根理论的探索[D]. 北京：清华大学，2021

[21] 马立骥 . 防复吸：戒毒人员如何跨越“危险情境”这道坎［J］. 中国司法，2021（8）：101-105.

[22] 魏强，魏倩，许丹丹，等 . 多巴胺受体与药物成瘾的研究进展［J］. 中国药物滥用防治杂志，2008，14（6）：329-333.DOI：10.15900/j.cnki.zylf1995.2008.06.010.

[23] 肖琳，谭北平，李勇辉，等 . 成瘾现象中的奖赏效应和神经系统适应性［J］. 中国药物依赖性杂志，2004（4）：241-244.

[24] 严万森，刘苏姣，张冉冉，等 . 强迫性特征在药物成瘾行为中的易感性及其前额叶 - 反奖赏系统神经基础［J］. 心理科学进展，2021，29（8）：1345-1357.

[25] 杨玲，蔡雨彤，曹华，等 . 物质成瘾及其戒除：基于反转学习的视角［J］. 心理科学，2018，41（1）：231-236.DOI：10.16719/j.cnki.1671-6981.20180135.

[26] 杨玲，张炀，张建勋，等 . 金钱奖赏对海洛因戒断者工作记忆刷新功能的促进作用减弱［J］. 心理科学，2021，44（2）：391-397.DOI：10.16719/j.cnki.1671-6981.20210219.